新

DS NOW

④

胆道癌、胰腺癌标准手术图谱

Standard Surgical Techniques for Pancreato-biliary Cancer

—Step by Step掌握手术技巧—

主　编　（日）北川裕久
　　　　仓敷中央医院外科　部长

丛书主编　（日）白石宪男
　　　　大分大学医学部综合外科、社区医疗协作学　教授
　　　　（日）北川裕久
　　　　仓敷中央医院外科　部长
　　　　（日）新田浩幸
　　　　岩手医科大学医学部外科学　准教授
　　　　（日）山口茂树
　　　　琦玉医科大学国际医疗中心消化外科　教授

主　审　姚　力
　　　　中日友好医院

主　译　赵　金
　　　　内蒙古包钢医院
　　　　孙劲文
　　　　应急总医院
　　　　李　波
　　　　泸州医学院

北方联合出版传媒（集团）股份有限公司
辽宁科学技术出版社
沈阳

SHIN DS NOW No.4 TANDOGAN–SUIGAN NI TAISURU HYOJUN SYUJUTSU SYUGI SYUTOKU E NO NAVIGATE

© KITAGAWA Hirohisa 2019

Originally published in Japan in 2019 by MEDICAL VIEW CO., LTD

Chinese (Simplified Character only) translation rights arranged

with MEDICAL VIEW CO.,LTD through TOHAN CORPORATION, TOKYO.

© 2024 辽宁科学技术出版社

著作权合同登记号：第 06–2021–222 号。

图书在版编目（CIP）数据

胆道癌、胰腺癌标准手术图谱 /（日）北川裕久主编；赵金，孙劲文，李波主译 . —沈阳：辽宁科学技术出版社，2024.4

ISBN 978–7–5591–3054–9

Ⅰ . 胆⋯ Ⅱ . ①北⋯ ②赵⋯ ③孙⋯ ④李⋯ Ⅲ . ①胆管肿瘤—外科手术—图谱②胰腺癌—外科手术—图谱 Ⅳ . ① R735–64

中国国家版本馆 CIP 数据核字（2023）第 099692 号

出版发行：辽宁科学技术出版社
　　　　　（地址：沈阳市和平区十一纬路 25 号　邮编：110003）
印 刷 者：辽宁新华印务有限公司
经 销 者：各地新华书店
幅面尺寸：210mm×285mm
印　　张：12
字　　数：260 千字
印　　数：1–1800 册
插　　页：4
出版时间：2024 年 4 月第 1 版
印刷时间：2024 年 4 月第 1 次印刷
责任编辑：凌　敏
封面设计：刘　彬
版式设计：袁　舒
责任校对：栗　勇

书　　号：ISBN 978–7–5591–3054–9
定　　价：168.00 元

联系电话：024–23284363
邮购热线：024–23284502
E–mail：lingmin19@163.co
http://www.lnkj.com.cn

序　章

　　每一个外科医生都渴望能够拥有精湛的手术技巧。10年前，为了磨炼自己的手术技术，我模仿前辈的手术操作，阅读《DS NOW》的旧系列和论文，观摩学会发表的视频和手术，不断地探索提升手术水平的秘诀。这期发售的《新 DS NOW》，网罗了我曾经做过的所有尝试过程，而且还有作为手技基础的解剖和组织学的理论以及手技的实操视频，是一本非常好的刊物。第4卷《胆道癌、胰腺癌标准手术图谱》我们邀请了在该领域手术造诣颇深的老师们执笔写下了非常多的教学内容，不仅介绍了源自经验的手技，还有相关手技的来源和原理，以有理有据为宗旨，字里行间都洋溢着对新人外科医生的热心关怀。

　　胆道癌、胰腺癌目前依然会出现预后不良，被称为遗留在21世纪的癌症。伴随着复杂的发生过程的解剖，位于肠系膜上动静脉、腹腔动脉等重要血管的起始部附近的，目前还没有完全查明的往"神经丛"的浸润等特殊情况仍存在，因此胆道癌、胰腺癌的手术的复杂程度高，手术难度高，手术时间长，时常还要求医生掌握血管外科的手技。而且，术后需要对患者做全身管理，并发症是胰瘘、肝衰竭这种致命性并发症，责任医生的压力也非常大。以缜密的癌症进展范围诊断为基础制订周密的计划，有理论支撑的细腻手技，全面的医疗，缺一样都无法成功完成手术。胆道癌、胰腺癌在消化外科领域中属于最危险的疾病，非常难上手，工作环境也非常残酷，但是反过来说一旦你喜欢上了就再也无法自拔，是一个非常有魅力的领域。虽然手术本身很大程度上受执刀的外科医生技术的优劣影响，但是这并不是什么只有名人才能拥有的名手技艺，只要有志气不断练习积累经验，任何一位外科医生都能够站上手术台完成手术，这也是手术的重要本质。我敢说这本《新 DS NOW》作为手术的辅助指南是最适合的。踏过修罗场的专家们会一边向我们展示科学的依据，一边邀请我们来到胆道癌、胰腺癌的世界。

　　我衷心希望胆道癌、胰腺癌赛道上跑在前头的老师们投入了心血执笔完成的这本书，能够成为培养更多未来的专家的助力。最后，再次感谢执笔的各位老师以及Medicalview公司的各位。

北川　裕久

2019年8月

编者名单

- 主编　　　　　　　北川　裕久　倉敷中央病院外科 部長

- 参编者(按编写顺序)　力山　敏樹　自治医科大学附属さいたま医療センター一般・消化器外科 教授
　　　　　　　　　　渡部　文昭　自治医科大学附属さいたま医療センター一般・消化器外科
　　　　　　　　　　水野　隆史　名古屋大学大学院医学系研究科腫瘍外科学
　　　　　　　　　　江畑　智希　名古屋大学大学院医学系研究科腫瘍外科学 准教授
　　　　　　　　　　梛野　正人　名古屋大学大学院医学系研究科腫瘍外科学 教授
　　　　　　　　　　鈴木　修司　東京医科大学消化器外科学分野茨城医療センター消化器外科 科長・主任教授
　　　　　　　　　　大城　幸雄　東京医科大学消化器外科学分野茨城医療センター消化器外科 講師
　　　　　　　　　　下田　　貢　東京医科大学消化器外科学分野茨城医療センター消化器外科 准教授
　　　　　　　　　　坂田　　純　新潟大学大学院医歯学総合研究科消化器・一般外科学分野 講師
　　　　　　　　　　堅田　朋大　新潟大学大学院医歯学総合研究科消化器・一般外科学分野
　　　　　　　　　　廣瀬　雄己　新潟大学大学院医歯学総合研究科消化器・一般外科学分野
　　　　　　　　　　若井　俊文　新潟大学大学院医歯学総合研究科消化器・一般外科学分野 教授
　　　　　　　　　　小野　嘉大　がん研有明病院消化器センター肝・胆・膵外科 副医長
　　　　　　　　　　井上　陽介　がん研有明病院消化器センター肝・胆・膵外科 医長
　　　　　　　　　　高橋　　祐　がん研有明病院消化器センター肝・胆・膵外科 部長
　　　　　　　　　　齋浦　明夫　順天堂大学医学部附属順天堂医院肝・胆・膵外科 教授
　　　　　　　　　　長友　謙三　宮崎大学医学部外科学講座肝胆膵外科学分野
　　　　　　　　　　濱田　剛臣　宮崎大学医学部外科学講座肝胆膵外科学分野
　　　　　　　　　　七島　篤志　宮崎大学医学部外科学講座肝胆膵外科学分野 教授
　　　　　　　　　　牧野　　勇　金沢大学大学院医薬保健学総合研究科肝胆膵・移植外科学
　　　　　　　　　　田島　秀浩　金沢大学大学院医薬保健学総合研究科肝胆膵・移植外科学 講師
　　　　　　　　　　太田　哲生　金沢大学大学院医薬保健学総合研究科肝胆膵・移植外科学 教授

审译者名单

·主　审　　　贾振庚　　中日友好医院
　　　　　　　姚　力　　中日友好医院

·主　译　　　赵　金　　內蒙古包钢医院
　　　　　　　孙劲文　　应急总医院
　　　　　　　李　波　　泸州医学院

·译　者　　　刘　瑞　　内蒙古包钢医院
　　　　　　　李尚东　　内蒙古包钢医院
　　　　　　　姜学军　　内蒙古包钢医院
　　　　　　　冯　翔　　内蒙古包钢医院
　　　　　　　彭　浩　　应急总医院
　　　　　　　杜云峰　　应急总医院
　　　　　　　宗东江　　应急总医院
　　　　　　　萨仁达来　鄂尔多斯应用技术学院附属医院
　　　　　　　花　瞻　　中日友好医院
　　　　　　　黄　洁　　昆明医科大学第二附属医院
　　　　　　　陈鸣宇　　浙江大学医学院附属邵逸夫医院
　　　　　　　田宫庆一　中日友好医院

目　录

胆道癌、胰腺癌标准手术图谱

视频目录

（本书中的 代表动画标记）

观看视频方法

本书视频收录了大量手术视频。观看视频需要微信扫描右下方二维码。此为一书一码，为免错误扫描导致视频无法观看，此二维码提供两次扫描机会，扫描两次后，二维码不再提供免费观看视频机会。购买本书的读者，一经扫描，即可始终免费观看本书视频。该视频受版权保护，如因操作不当引起视频不能观看，本出版社均不负任何责任。切记，勿将二维码分享给别人，以免失去自己的免费观看视频机会。操作方法请参考视频使用说明。

视频使用说明

CtBTr

扫描二维码即可直接观看视频。视频下有目录，点击目录可以进入相关视频的播放页面直接观看。

第 1 章 | 胆道

第1节 用于治疗肝门部胆道癌的右半肝切除术

力山敏樹，渡部文昭 自治医科大学附属さいたま医療センター一般・消化器外科

> **! 手术手法学习要点**
>
> 1. 重点介绍了胰头背侧到肝十二指肠系膜，以及门静脉脐部上端之间的淋巴结清理和保留血管（根据需要重建门静脉）。
> 2. 仔细结扎切离肝短静脉，使尾状叶从下腔静脉上完全游离出来。
> 3. 肝离断时，在右半肝切除术中，要将肝中静脉的长度全部暴露出来，背面也要一边暴露一边将切割面转向肝静脉（Arantius）韧带。而在肝右三叶切除术中，则在切离时要把脐裂静脉（Umblilical fissure vein）暴露出来。

 一 术前

（一）手术的选择（临床判断）

1. 适应证

● 在右半肝切除术中肝侧胆道切离线位于门静脉脐部右缘，肝右三叶切除术则以门静脉脐部左缘为边界线，切离线为断端阴性的病例视作该手术的适应证。

● 十二指肠侧，如果癌症已经扩散到上皮组织内，为了保证胰内胆道内径保持在2cm以上，癌症扩散入胰上缘肌层深处或是非神经浸润的病例视作该手术的适应证。

2. 禁忌证

● 若病情已超过上述纵向扩散程度，切除肝部已经不可能治愈，还需要对远处的胰头十二指肠进行切除的病例视作该手术的禁忌证。

● 出现门静脉浸润的病例虽然合并切除是可行的，但是门静脉左支重度狭窄的情况从安全的角度看还是视作本手术的禁忌证。

（二）围术期的注意点（图1-1-1）

● 通常患者的体位为仰卧位。患者侧腹部需要做充分的消毒工作，以预防细菌感染。

图 1-1-1 体位和器械

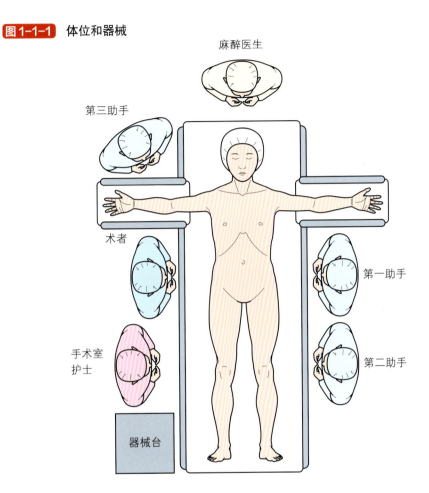

（三）腹壁切口

● 作者们通常会采用反L字形切口切开患者腹部皮肤，切口扩大至侧腹部（**图1-1-2a**）。一定程度切
离肝镰状韧带后用带环保护创缘用导流管（环内径27cm）覆盖切口，再用Kent钩牢牢牵引两侧肋弓
（**图1-1-2b**）。

图1-1-2 腹壁切口

a：反L字形的皮肤切口
b：使用了带环保护创缘用导流管的牵开操作

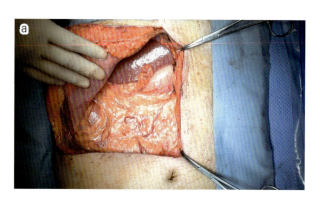
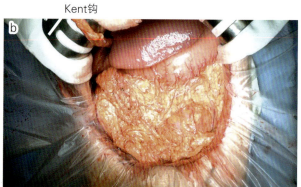

（四）围术期的工作要点

1. 术前

● 减黄之前，首先给患者做MDCT（Mult detector-row CT）检查，判断癌症的扩散范围、手术的可行性，以及适用的手术术式。

● 为了减黄和预防胆道炎，残余肝一侧应留置内镜鼻胆道引流术（ENBD）用的引流管。

● 经外瘘手术被排出体外的胆汁，应通过让患者饮用等手段返还到肠管内。

● 减黄后需要测定吲哚菁绿15min潴留率（ICG R15）和ICG消失率（ICG-K），预估残余肝储备功能。另外，ICG-K × 残余肝容积比>0.05是非常有用的参考指标。

● 肝切除率在60%以上的情况，应积极进行术前门静脉栓子切除术。

2. 术后

● 术后早期就要做胆汁还原和肠道喂养。

● 注意胆汁的性状和排液量，出现胆道炎、切口感染、腹腔内脓肿、肝衰竭等并发症时要迅速应对。

● 需要做门静脉或动脉重建的病例，应对腹部进行多次超声波检查以评判血流状态。

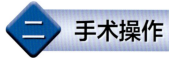

二 手术操作

（一）手术顺序的注意点

- 接下来展示标准的手术步骤。
- 每一步骤都至关重要。整个手术过程非常长，其中但凡有一个失误都会造成致命的危险，因此必须保持注意力高度集中，谨慎细微地进行操作。

（二）实际手术顺序

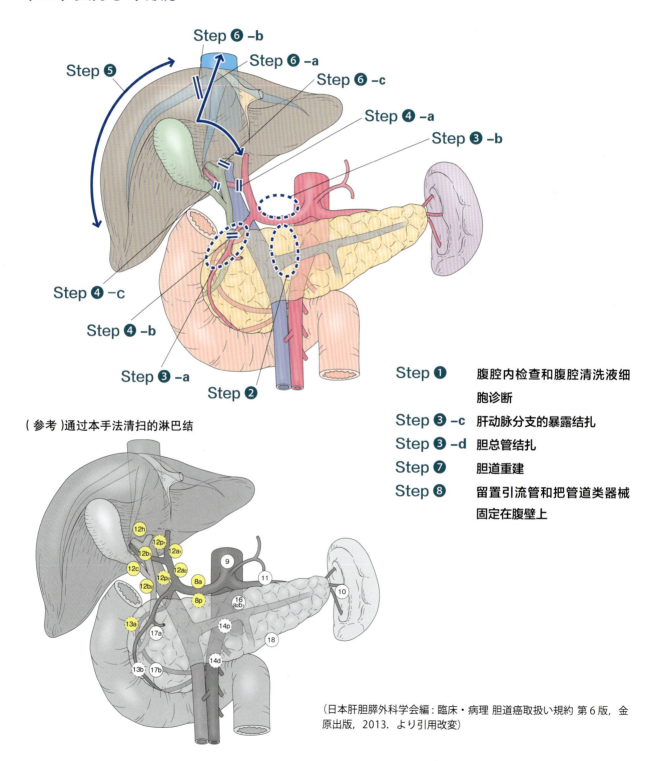

（参考）通过本手法清扫的淋巴结

Step ❶	腹腔内检查和腹腔清洗液细胞诊断
Step ❸ -c	肝动脉分支的暴露结扎
Step ❸ -d	胆总管结扎
Step ❼	胆道重建
Step ❽	留置引流管和把管道类器械固定在腹壁上

（日本肝胆膵外科学会編：臨床・病理 胆道癌取扱い規約 第6版，金原出版，2013. より引用改変）

6

Focus 是通过该项可掌握的手法（后有描述）

Step ❶　腹腔内检查和腹腔清洗液细胞诊断[*]

Step ❷　大动脉周围淋巴结的标本化[*]

Step ❸　肝十二指肠系膜和胰腺上缘淋巴结清扫（图 A、图 B） **Focus 1** 🎥

  a. No.13a、No.12b$_2$ 淋巴结清扫

  b. No.8a、No.8p 淋巴结清扫和肝总动脉结扎

  c. 肝动脉分支的暴露结扎

  d. 胆总管的结扎

Step ❹　肝门部的处理 **Focus 2** 🎥

  a. 肝右动脉的切离

  b. 十二指肠侧胆道的切离

  c. 门静脉的暴露和门静脉右支的切离

Step ❺　肝右叶的剥离和肝短静脉的处理 **Focus 3** 🎥

Step ❻　肝的离断（图 C） **Focus 4** 🎥

  a. 肝的离断

  b. 切离肝右静脉

  c. 切离肝侧胆道和取出标本

Step ❼　胆道重建 **Focus 5** 🎥

Step ❽　留置引流管和把管道类的器械固定在腹壁上[*]

[*]：此处为简单手法的技巧，用（ **Knack** ）表示。

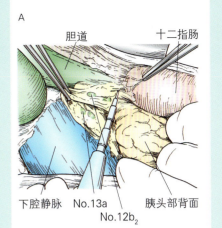

A

胆道　　十二指肠

下腔静脉　No.13a　胰头部背面

No.12b$_2$

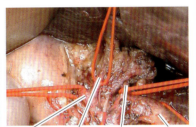

B

肝右动脉　肝中动脉　肝左动脉　肝总动脉

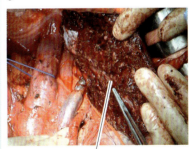

C

肝中静脉

掌握手术技术！

Step ❶
Knack 腹腔内检查和腹腔清洗液细胞诊断

● 包含Douglas窝在内，确认腹腔内没有腹腔播种，用50mL的生理盐水冲洗腹腔内部，迅速对腹腔内冲洗液的细胞进行诊断。

Step ❷
Knack 大动脉周围淋巴结的标本化

● 首先进行Kocher松动（**图1-1-3**），把胰头松动到上肠系膜动脉（SMA）根部后，仔细观察大动脉周围的淋巴结和肝十二指肠系膜周围，判断切除的可行性。

● 将No.16a$_2$和No.16b$_1$淋巴结做成标本，用作最终肿瘤分期的参考。

Step ❸
Focus 1 肝十二指肠系膜和胰腺上缘淋巴结清扫

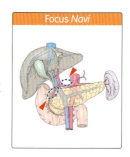
Focus Navi

（一）手术起始点与终点

● 从胰头背面的No.13a淋巴结清扫开始，清扫肝总动脉周围的淋巴结、肝右动脉根部和肝中动脉，将肝左动脉暴露游离至肝门部（**图1-1-4a~c**）。

图1-1-3 Kocher 松动

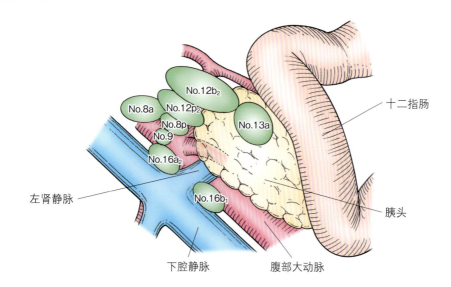

左肾静脉

下腔静脉　　腹部大动脉

十二指肠

胰头

图 1-1-4 肝总动脉周围淋巴结和胰腺上缘淋巴结的清扫

a：No.13a 淋巴结清扫的开始
b：肝总动脉的结扎（肝总动脉周围淋巴结清扫）
c：胆总管的结扎（图为肝左动脉从肝总动脉分叉的案例）

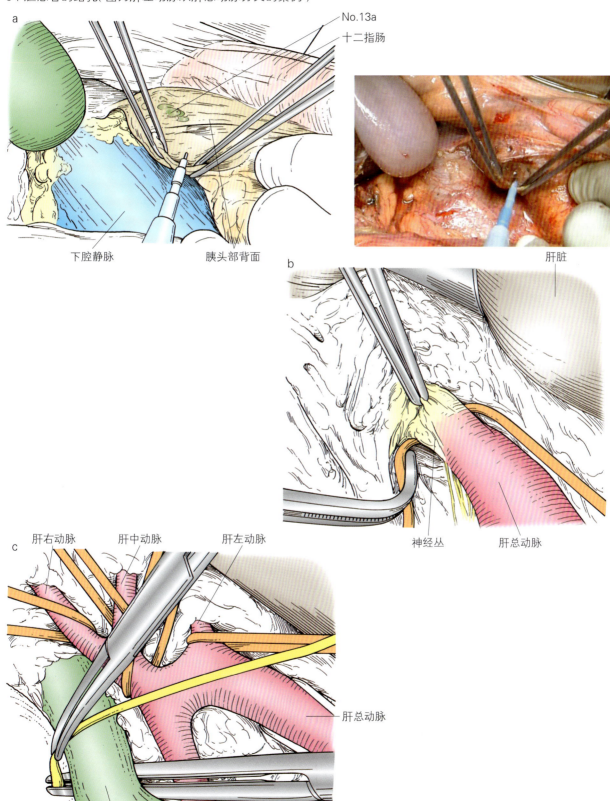

a

No.13a
十二指肠

肝脏

下腔静脉　　　胰头部背面

b

神经丛　　　肝总动脉

c

肝右动脉　　肝中动脉　　　肝左动脉

肝总动脉

胆总管　　　胃十二指肠动脉

（二）手法学习

● 手法的概要

　　首先清扫胰头后边的No.13a~No.12b$_2$淋巴结和处理十二指肠上缘的脉管，然后接连清扫肝总动脉周围的No.8a、No.8p淋巴结，直到清扫完No.9淋巴结。把肝固有动脉、肝左动脉暴露至门静脉脐部，将其结扎，再清扫周围的组织。把胆总管扎在胰腺上缘（📹◀①）。

● 手法学习的要点

　　（1）切开胰头后被膜，清扫胰腺实质上分布有动静脉的那层，清扫过程注意不要伤到胰腺实质。

　　（2）结扎肝总动脉、胃十二指肠动脉、肝固有动脉、肝右动脉根部，肝左中动脉，把它们像从周围组织中提起来一样整根结扎。

　　（3）结扎胆总管的时候注意不要伤到胰腺上缘周围的胰腺实质。在门静脉背侧把No.13a和No.8p背尾侧连在一起，再从后腹膜游离出来。

📹 ①

扫视频目录页
二维码

（视频时间 01：11）

（三）评估

a. No.13a、No.12b$_2$ 淋巴结清扫

Q 该操作的特征是什么？

▶这是肝门部胆道癌和胆囊癌手术中独有的操作，在未习惯手法时会感觉到有难度。

Q 切离（剥离）从哪里开始？

▶从No.13a和No.13b淋巴结交界的胰头后被膜开始，首先用手术电刀切开再进行切离（**图1-1-4a**）。

Q 剥离层定在哪里？

▶在胰腺实质表面分布有动静脉的一层进行剥离。

Q 剥离的诀窍是？

▶在处理和清扫进入淋巴结的细小脉管时，注意不要伤到胰腺实质，要加倍小心。

▶这项操作容易造成出血，一旦出血，剥离层就会变得难以看清，需要谨慎操作。

▶作者们用手术电刀的刀尖进行剥离，细小的脉管用手术电刀或超声波凝固切割装置进行切离。

Q 剥离范围是什么？

▶剥离从No.13a淋巴结一直持续到No.12b$_2$淋巴结的尾侧，然后处理十二指肠上缘的脉管（**图1-1-5**）。

▶左尾侧从肠系膜上动脉根部向腹腔动脉（CA）根部方向剥离，直到根部为止。

图 1-1-5 No.13a、No.12b$_2$ 淋巴结的剥离

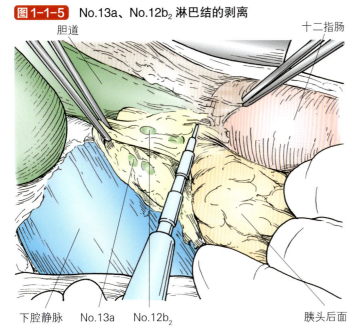
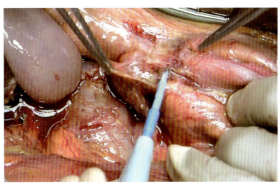

胆道   十二指肠

下腔静脉   No.13a   No.12b$_2$ 胰头后面

图 1-1-6 No.8a、No.8p 淋巴结清扫

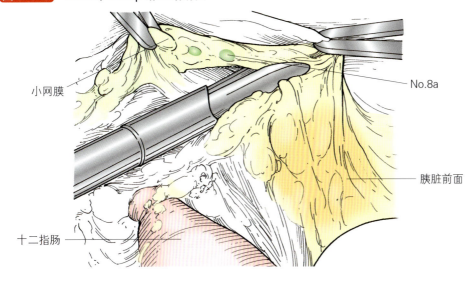

小网膜   No.8a

胰脏前面

十二指肠

b. No.8a、No.8p 淋巴结清扫和肝总动脉结扎

Q 剥离的诀窍是什么?

▶ 切离右胃动静脉后张开小网膜,将其和胰腺上缘的胰腺实质剥离之后再切离细小的脉管(**图1-1-6**)。

Q 剥离层在哪里?

▶ 肝总动脉周围的神经丛不需要剥离,连同神经丛一起结扎(**图1-1-4b**)。

Q 清扫范围是多少?

▶ 用超声波凝固切割装置从No.8a开始向No.7、No.9淋巴结右侧进行连续清扫。

▶ 用手术钩压住尾状叶,使其和后腹膜的交界处暴露出来。从交界线开始切离,同时把No.8p淋巴结由内向外清扫,然后把No.8p淋巴结的背尾侧和No.13a淋巴结左侧的切离线连在一起。

c. 肝动脉分支的暴露结扎

Q 动脉暴露的诀窍是什么？

▶ 确定动脉的走向，在动脉前方往左右两边切开。

▶ 肝固有动脉上末梢的神经丛也一并清扫，连动脉外膜一起暴露出来。

▶ 剥离一部分后开始结扎肝固有动脉，一边牵引一边把神经丛剥离出来。

▶ 将肝左动脉（**图1-1-7a：这个案例有先行分支**）、肝固有动脉（**图1-1-7b**）、肝中动脉（**图1-1-7c**）、肝右动脉根部（**图1-1-7d**）分别结扎。

▶ 在这一系列操作中，把胃右动脉从根部再结扎和切离。

d. 胆总管（CBD）的结扎

Q 胆总管结扎的部位在哪里？

▶ 确认胆总管后，在胰腺上缘切离周围的成纤维细胞，然后结扎（**图1-1-4c**）。

图 1-1-7 肝动脉分支的结扎

a：结扎肝左动脉
b：结扎肝固有动脉
c：结扎肝中动脉
d：结扎肝右动脉根部

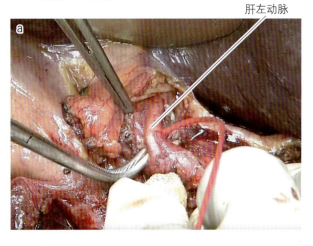

肝左动脉

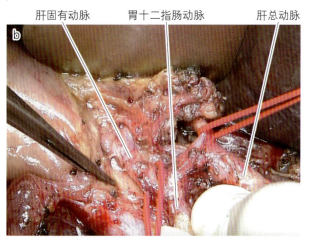

肝固有动脉　　胃十二指肠动脉　　肝总动脉

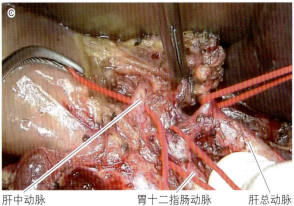

肝中动脉　　　胃十二指肠动脉　　肝总动脉

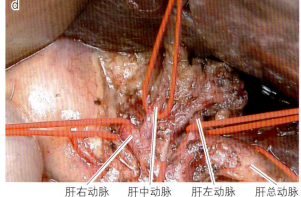

肝右动脉　　肝中动脉　　肝左动脉　　肝总动脉

Step ❹

Focus 2 肝门部的处理

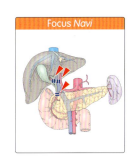

Focus Navi

（一）手术起始点和终点

● 处理切除侧的血管，完成对肝十二指肠系膜的清扫，只保留残余肝方向的血管（**图1-1-8a~c**）。

（二）手法学习

⦿ **手法的概要**

处理肝右动脉根部，切离十二指肠侧的胆道。把门静脉整根剥离暴露出来，把门静脉尾状叶到门静脉脐部上端的部位全部处理完成后，对门静脉右支进行切离缝合。肝右三叶切除术的情况把P4全部结扎切离（📹◀ ②）。

⦿ **手法学习的要点**

（1）肝动脉已经被拉起来，门静脉前面往左右两边切开，把周围组织从左右两边分别移动到背侧，使门静脉暴露出来。

（2）将肝十二指肠系膜右侧组织连同胆道一起剥离到肝门侧。门静脉左支暴露至脐部，尾状叶支全部处理完后再处理门静脉右支，因此残存的侧门静脉就能全部拉起来，左侧背侧组织和尾状叶一起进行En bloc式清理。

📹◀ ②

扫视频目录页
二维码

（视频时间01:22）

（三）评估

a. 肝右动脉的切离

Q 肝右动脉暴露的范围是多少？

▶ 通常，肝右动脉延伸到胆总管的背侧，因此很容易遭受癌症的浸润。所以，只暴露可以切离结扎的部分，进行双重结扎切离（**图1-1-8a**）。

b. 十二指肠侧胆道的切离

Q 胆总管的切离部位在哪里？

▶ 癌症的进展只在胰外胆道的情况下，在胰腺上缘把胆总管用二重穿刺方法进行结扎切离，在手术中采用迅速病理检查方法确定切离断端的良恶性（**图1-1-8b**）。

▶ 如果怀疑癌症已经向胰内胆道的上皮内部发展，胰腺内的内径要保持在2cm以上，在底层进行扎实的二重穿刺结扎切离。

Q 如何操作内镜鼻胆道引流术（ENBD）和胆道支架引流术（ERBD）？

▶ 内镜鼻胆道引流术（ENBD）的管道被留置在患者体内的情况下，在切除之前需要拔掉。

▶ 胆道支架引流术（ERBD）的管道被留置在患者体内的情况下，从胆总管切开处拔去管道后，进行同样的结扎切离。

Q 切离胆总管时的注意点是什么？

▶ 切开时注意不要让胆汁漏到腹腔里，一边把纱布敷在胆道上吸收胆汁，一边进行操作（**图1-1-8b**）。

图 1-1-8 肝门部的处理（肝左动脉到肝总动脉出现分叉的案例）

a：肝右动脉的结扎和切离
b：十二指肠侧胆道的结扎和切离
c：门静脉右支的处理

a

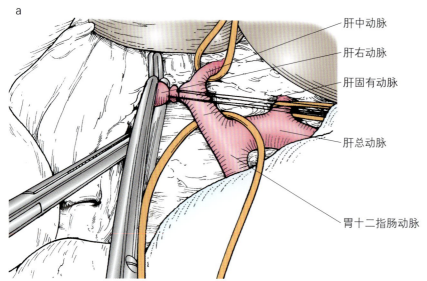

肝中动脉

肝右动脉

肝固有动脉

肝总动脉

胃十二指肠动脉

b

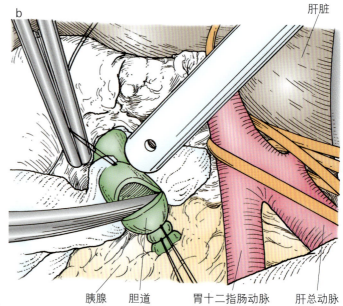

肝脏

胰腺　　胆道　　胃十二指肠动脉　　肝总动脉

c

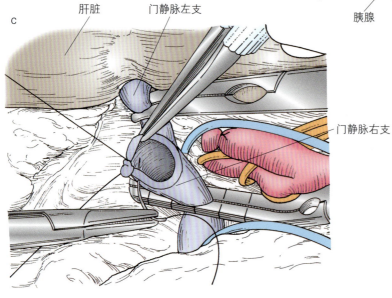

肝脏　　门静脉左支

门静脉右支

图1-1-9 门静脉剥离层

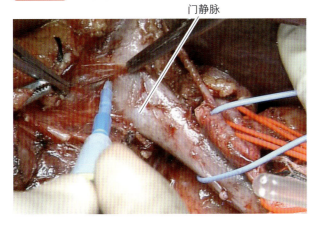

门静脉

图1-1-10 尾状叶门静脉支的结扎切离

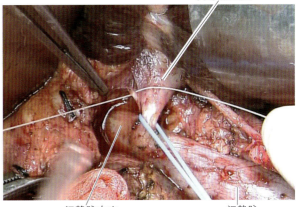

门静脉左支

门静脉右支　　　　　门静脉

c. 门静脉的暴露和门静脉右支的切离

Q 门静脉剥离层的位置在哪里，诀窍是什么？

▶把胆总管断端向头部和腹侧牵引，门静脉主干和外膜一起结扎，在这层进行剥离。

▶外膜周围的成纤维细胞分布得比较稀疏，因此比较容易剥离（**图1-1-9**）。

Q 门静脉剥离的范围是多少？

▶门静脉左支到脐部为止全部暴露。门静脉左支周围的成纤维细胞往往比主干还要硬，分布更加密集。

▶门静脉左右支的分叉处开始将门静脉左支横向部位背侧分叉出来的尾状叶门静脉支一根一根地细心结扎切离（**图1-1-10**）。切除侧用手术夹或超声波凝固切割装置来处理。

▶在门静脉脐部上端左侧结扎切离Arantius韧带的尾侧端。

Q 门静脉右支如何处理？

▶通常，肝门部胆道癌的右半肝切除术和右肝三叶切除术在手术前会进行门静脉栓子切除手术。用门静脉主干、右支、左支各自用的血管钳把右支切离，仔细确认主干和左支内腔里没有血栓后，在切离端口的横轴方向用5-0 Monofilament线（P）进行连续缝合将其封闭（**图1-1-8c**）。

▶门静脉左右分叉部分和主干如果已经被癌症浸润，即可进行门静脉切除，重建用6-0 Monofilament线做厚壁Intraluminal缝合，前壁以Over and over的形式进行缝合。

Q 右肝三叶切除的 P4 处理方法是什么？

▶将门静脉脐部向S4方向的分支一根一根仔细结扎切离（**图1-1-11a**）。

▶门静脉脐部稍微向左侧扭转，再处理分支。

▶P4的处理结束后，胆道会暴露在头部和背侧，在门静脉脐部左缘附近即可对胆道进行切离（**图1-1-11b**）。

图1-1-11 肝右三叶切除手术时的P4处理

a：门静脉脐部往S4方向的分支的处理
b：胆道的暴露

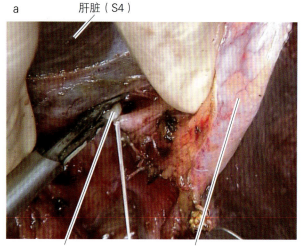

a

肝脏（S4）

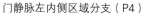

门静脉左内侧区域分支（P4）　　门静脉脐部

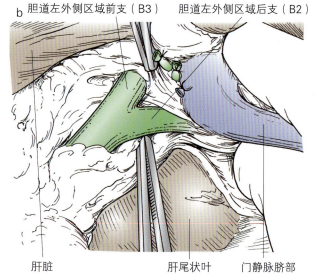

b　胆道左外侧区域前支（B3）　　胆道左外侧区域后支（B2）

肝脏　　　　　　　　　肝尾状叶　　门静脉脐部

Step ❺

Focus 3 肝右叶的剥离和肝短静脉的处理

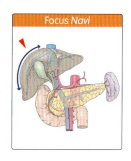

Focus Navi

（一）手术的起始点和终点

● 冠状系膜、三角系膜、肝横膈韧带、肝肾系膜被切离后，剥离肝裸区后进行肝右叶的脱离。肝短静脉到下腔静脉左支范围内全部都要处理，使尾状叶完全游离出去（图1-1-12a、b）。

（二）手法学习

◉ **手法的概要**

　　肝右叶周围的系膜和韧带需要切离，剥离肝裸区后使肝右叶朝腹部左侧剥离、提升。在下腔静脉前面处理肝短静脉的全部，使尾状叶完全脱离出下腔静脉（■◀③）。

◉ **手法学习的要点**

（1）剥离操作时注意不要切到肝实质和横膈膜，切离分布稀疏的成纤维细胞。
（2）肝短静脉需要一根一根仔细剥离和结扎切离。

■◀③

扫视频目录页
二维码

（视频时间00：50）

（三）评估

Q 肝头侧系膜切离的诀窍是什么？

▶需要把肝脏压在尾侧，在距离肝表面较近的地方切离冠状系膜和三角系膜。

▶肝右静脉和肝左中静脉的共同支干暴露后，为方便后续操作，两根静脉之间需要对着尾侧进行一定程度的剥离。

图 1-1-12　肝短静脉的处理

a：下腔静脉前面至右侧的肝短静脉的处理
b：下腔静脉左侧的肝短静脉的处理

a

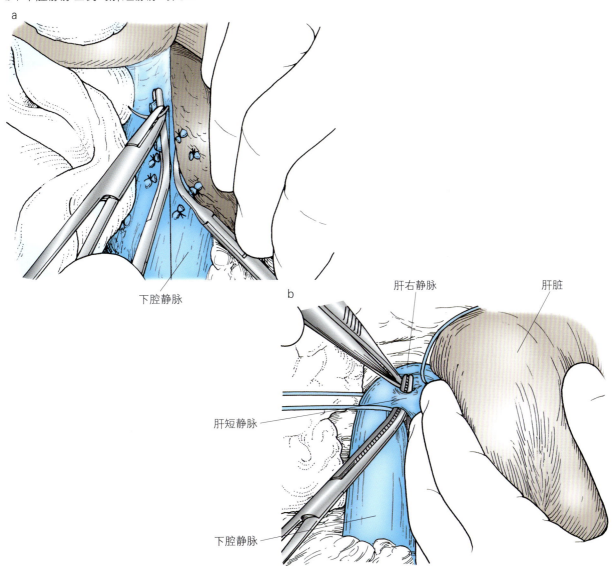

下腔静脉

肝右静脉　　　肝脏

b

肝短静脉

下腔静脉

Q 肝右叶剥离操作的诀窍是什么?

▶ 抬高肝右叶，切离肝横膈韧带和肝肾系膜后，剥离肝裸区再进行肝右叶的剥离。

▶ 这项操作不单只是要把肝右叶抬高到腹侧，要将肝脏全体都扭向左侧，这是一个关键点。

▶ 为预防肝左叶的血液不足和重建门静脉时出现血栓，必须严密把控肝压迫的操作时间。时不时进行
复位非常重要。

Q 右肾上腺前面如何处理?

▶ 右肾上腺前面可以通过手术电刀从肝脏上剥离，但是更多的情况是肝和肾上腺紧紧贴在一起，因此
需要用钳子在下腔静脉右侧，把无法剥离的部分结扎在肾上腺侧，再从肝脏上切离。

▶ 肾上腺上的出血口采用大Z字形缝合止血。

17

Q 肝短静脉如何处理？

▶ 下腔静脉前端至右侧的肝短静脉和肝下右静脉需要一根一根仔细结扎切离。

▶ 血管内径5mm以下的情况进行单结扎即可，血管内径超过5mm的情况需要进行二重穿刺结扎，用血管钳做连续缝合将其封闭（图1-1-12a）。

Q 肝右静脉结扎的诀窍是什么？

▶ 在下腔静脉头侧右侧，结扎切离下腔静脉韧带，充分剥离肝右静脉根部。

▶ 在肝右静脉下缘内侧，开始朝头侧方向、下腔静脉的前面插入钳子。

▶ 头侧已经剥离完毕，在此处伸入手指进行引导，钳子就能很容易地插入肝右静脉和肝中左静脉的共同管道里。

Q 下腔静脉左侧的肝短静脉如何处理？

▶ 通常在下腔静脉右侧，以及尾侧的视野范围内就可以完成所有的处理。

▶ 门静脉栓子手术后，尾状叶到下腔静脉背侧之间的部分多数情况下会变得肥大，下腔静脉也通过结扎牵引后变得容易游离（图1-1-12b）。

Q 肝左、中静脉共同管道的结扎方法是什么？

▶ 如果Arantius韧带头侧端未进行处理，即可结扎切离。

▶ 为防范肝切离时的肝静脉系出血，可以提前把肝左、中静脉共同管道结扎起来。

Step ❻
Focus 4 肝的离断

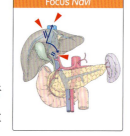

Focus *Navi*

（一）手术的起始点和终点

● 沿着变色的边界从肝腹侧、尾侧边缘开始离断。

● 右半肝切除术则在暴露肝中静脉的那一面离断肝脏，在肝中静脉背侧处把离断面的朝向转向Arantius韧带。肝右三叶切除术在离断肝脏时，离断面在脐裂静脉露出的那一面。

● 肝离断到一定程度时切离肝右静脉。继续进行肝离断，切离胆道，提取出标本（图1-1-13a~c）。

（二）手法学习

● **手法的概要**

用超声波切割装置或Crush法离断肝脏。中途切离肝右静脉，把尾状叶向右边牵引的同时把Arantius韧带周围的成纤维细胞构成的组织切离，一直清扫到胆道切除预定线为止。切离胆道，提取出标本（■◀④）。

■◀④

● **手法学习的要点**

（1）右半肝切除术的情况，S4下方的叶会被切离出去，因此需要处理Glisson分支，此外的部分如果能恰好从叶间分离，就可以只结扎肝中静脉的分支。

（2）肝静脉的分支要把根部仔细地暴露出来，在不损伤组织的情况下细心结扎切离。

扫视频目录页
二维码

（视频时间01：49）

图 1-1-13　肝的离断

a：肝中静脉右侧壁的暴露
b：使用自动切割缝合器切离肝右静脉
c：胆道的离断

a

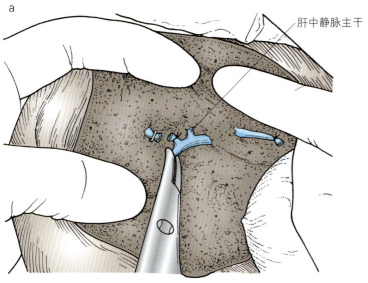

肝中静脉主干

b

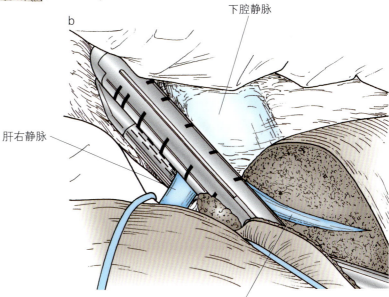

下腔静脉

肝右静脉

肝中静脉

c　吸收器

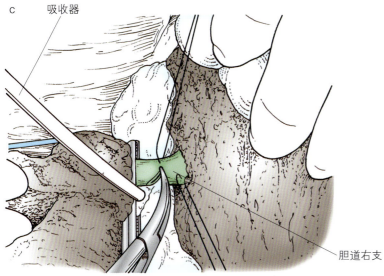

胆道右支

（三）评估

a. 肝的离断

Q 肝离断时的血液循环阻断如何操作？

▶第一次阻断10min，开放5min，往后则为阻断15min，开放5min。

Q 右半肝切除术的肝离断方向和诀窍是什么？

▶头侧面沿着Cantlie线（=变色边界），用手术电刀切离肝被膜。

▶在腹侧和肝下方，从胆囊床左缘到门静脉脐部上端的范围切离。

▶通过使用超声波吸引装置（CUSA、Sonopet等）或者压扭法（Pean crush）从腹侧把肝向头侧和背侧离断。

▶确定肝中静脉末梢和分支后，通过其位置到达肝中静脉主干。

▶中途，引流至前区域的分支要一边做结扎切离，一边让肝中静脉右侧壁暴露，并朝向根部（图1-1-13a）。

▶背侧壁也要一起暴露，数根尾状叶引流分支都要结扎切离，切离面转向Arantius韧带。

Q 肝右三叶切除术肝离体的方向和诀窍是什么？

▶从变色边界开始切离，一边暴露脐裂静脉，一边到达肝中静脉根部。

b. 切离肝右静脉

Q 肝右静脉切离的时机和方法？

▶右半肝切除术时，在肝中静脉充分暴露的时候切离肝右静脉（图1-1-14），剩下的肝切除工作会容易很多。

▶肝右三叶切除手术时，肝中静脉根部做二重穿刺结扎切离（图1-1-15）后切离右肝静脉。

▶肝右静脉用血管钳切离，断端虽然也有用4-0 PMDA缝合线做连续缝合将其闭合的方法，但是作者们更喜欢用订书机（2.5mm厚）（图1-1-13b）。

Q 离断肝后半部分的方向和诀窍是什么？

▶离断肝后半部分从切除肝的头侧开始，左手食指和中指要沿着Arantius韧带进入背侧，把尾状叶向右边牵引住，切离就会变得容易（图1-1-16）。

图1-1-14 右肝切除时的右肝静脉切离

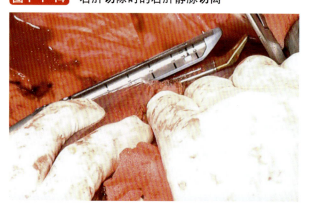

图1-1-15 肝右三叶切除时的肝中静脉切离

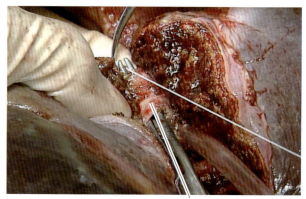

肝中静脉

▶以上操作完成即可完成肝切除工作，还剩下胆道。

c. 切离肝侧胆道和取出标本

Q 切离胆道时的注意点是什么？

▶尾状叶和肝右叶一起牵引到右边，让尾状叶Glisson梢处在切除一侧。

▶在计划切除线的肝侧胆道上系上支持线，用钳子钳住切除一侧的胆道后，一边吸走胆汁，一边切离胆道（图1-1-13c）。

▶断端在手术中进行快速病理检查确定良恶性。

▶右半肝切除术的肝静脉（图1-1-17a）和肝右三叶切除手术的脐裂静脉（图1-1-17b）要在切离面上暴露全部长度。

图1-1-16 尾状叶的牵引

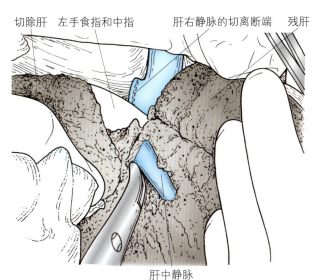
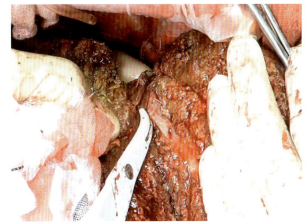

切除肝　左手食指和中指　肝右静脉的切离断端　残肝

肝中静脉

图1-1-17 切离胆道
a：肝中静脉的暴露（右半肝切除术的情况）
b：脐裂静脉的露出（肝右三叶切除手术的情况）

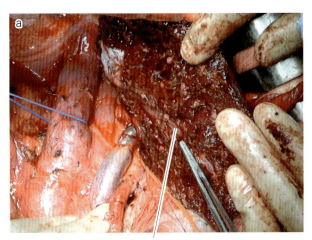
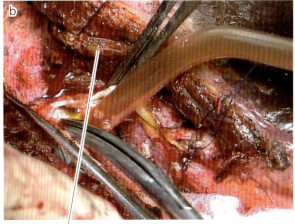

肝中静脉　　　　　　　　　　　脐裂静脉

（一）手术的起始点和终点

- Treitz韧带上约20cm肝门侧的空肠用订书机切离，用Roux-en-Y法把空肠抬高至结肠后路。空肠盲端起约15cm的部分作为胆道空肠吻合部，按后壁、前壁的顺序进行全层结节缝合即可完成肠管空肠吻合（图1-1-18a~c）。

（二）手法学习

> ◉ **手法的概要**
>
> 　　胆道里尽可能形成膈膜，形成一个能吻合的孔。在后壁进行肠管空肠全层结节缝合，将胆道管道留置在各胆道支上，前壁也是做同样的全层结节缝合（■◀⑤）。
>
> ◉ **手法学习的要点**
>
> 　（1）右半肝切除术时，S4本身像突出的房檐样，因此很难看到吻合部，需要把肝圆韧带往上拉，这里要注意通过转动手术台，在良好的视野下进行吻合工作。
>
> 　（2）胆道壁本身很薄，容易破裂，所以手腕的动作和持针器的控制必须轻柔，沿着针的弯曲部分仔细操作。

■◀⑤

扫视频目录页
二维码

（视频时间02：25）

（三）评估

Q 空肠的上移路径是什么？

▶ 从横结肠系膜的结肠中动静脉右侧切开，十二指肠右侧用Roux-en-Y法把空肠抬高到结肠后路。

Q 胆道如何形成？

▶ 右半肝切除术时，胆道多为B2、B3、B4的3个孔或是B3+4、B2的两个孔，B4、B2+3D的两个孔，但也有其他的情况。

▶ 肝右三叶切除手术时，基本为B2、B3的2~4个孔。

▶ 不管是哪一种情况，做胆道形成的时候尽可能形成一个膈膜再重建一个孔（图1-1-19a、b）。

▶ 胆道较细的情况，等膈膜形成后再切开。

Q 留置胆汁引流管要如何操作？

▶ 胆汁引流管原则上留在胆道里。胆道内径超过2mm就用RTBD管，2mm以下就用Atom管，从空肠切开孔插入管道，再从盲端侧穿出5cm左右。

Q 胆道空肠吻合的方法和窍门是什么？

▶ 作者们通常会把胆道的门静脉侧壁作为后壁进行吻合。

▶ 在空肠的上下缘系上70cm的带双头针线的5-0可吸收缝合线（PDS Ⅱ RB-1），此处不做结扎，先用直角钳子支撑住空肠（图1-1-18a）。

▶ 接下来用5-0 PDS Ⅱ 单头针线，从难以缝合的下缘把空肠内外至胆道后壁内外做P24全层结节缝合（图1-1-18b）。

图 1-1-18　胆道重建

a：开始胆道空肠吻合
b：胆道和空肠的全层结节缝合
c：胆道管道固定完成时

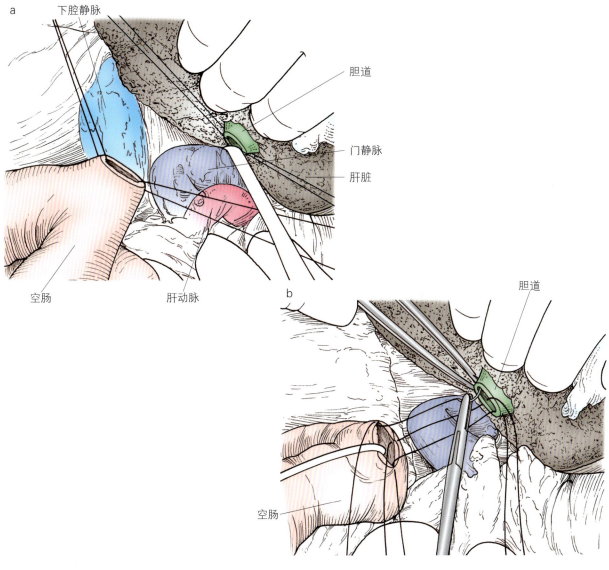

a

下腔静脉

胆道

门静脉

肝脏

空肠　　　　　肝动脉

b

胆道

空肠

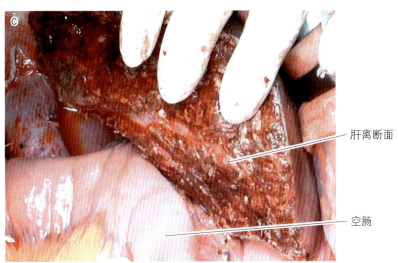

c

肝离断面

空肠

图1-1-19 胆道的形成

a：胆道中隔形成

b：胆道中隔形成已完成

a

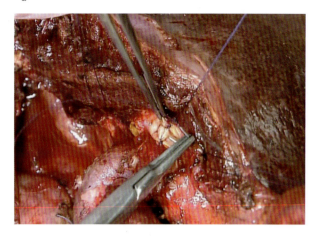

b

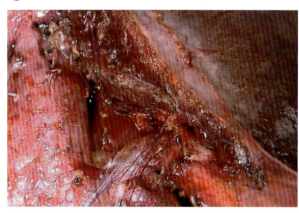

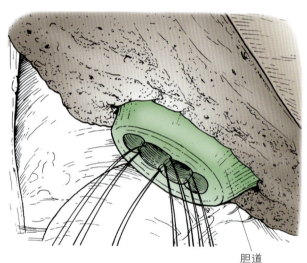

胆道

▶ 空肠侧夹掉3~4mm，螺距为2mm，胆道侧根据大小和肠壁的厚度夹掉2mm，螺距为1~2mm

▶ 结扎前的线先用理线器、钳子等整理好以方便把持。

Q 胆道管道如何固定？

▶ 去掉两端从下缘的线开始按顺序结扎，但各胆道后壁中央的线要提前留在管道里用作固定（**图1-1-20a**）。

▶ 此处的线用5-0 vicrylrapide缝线做结扎，把线缠绕在管道上再把管道前端插入胆道内，最后结扎固定管道（**图1-1-20b**）。

▶ 前壁一样从空肠内外至胆道后壁内外做全层结节缝合（**图1-1-20c**），全部缝合后按顺序结扎（**图1-1-18c**）。

▶ 从盲端侧伸出来的管道实施荷包缝合，再用Witzel缝合法缝10cm左右。

▶ 最后在胆道空肠吻合肛侧部起大约40cm的位置，用Albert-Lembert吻合术进行空肠空肠端侧吻合。

Step ❽
Knack 留置引流管和把管道类物固定在腹壁

● 右横膈膜和Winslow孔上留置19Fr.blake导管，将其伸到体外再固定。胆道管道类物也要伸到体外，将空肠盲端固定在腹壁的同时固定其他的管道类物。

图 1-1-20 胆道管道的留置和固定

a：胆道后壁缝合结扎后
b：胆道管道留置
c：胆道前壁缝合

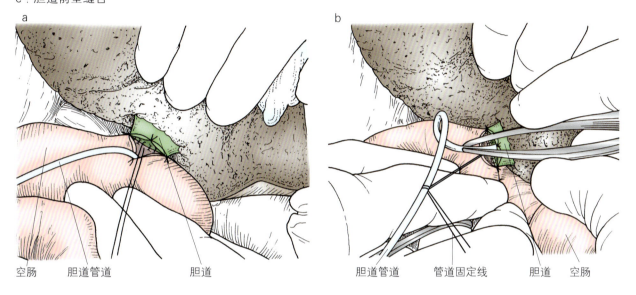

a

空肠　　　胆道管道　　　　　　胆道

b

胆道管道　　　管道固定线　　　胆道　空肠

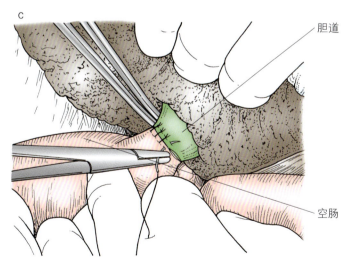

c

胆道

空肠

● 所有的意外都有造成致命危险的可能性，细心操作不出现任何意外是非常重要的。

术中出血

Q 手术中哪个部位比较容易出血？

▶ 淋巴结清理部位。

▶ 肝短静脉处理部位。

▶ 肝离断时的肝静脉系出血。

Q 术中出血的原因是什么？

▶ 胰头后面的剥离层太深损伤到周围的血管，或是伤到了淋巴结里的细小血管，都会导致出血。还有胆道炎的也会导致肝十二指肠系膜全体出现炎症，或是侧副血液循环非常活跃导致出血也是有可能的。

▶ 对肝短静脉的粗细判断失误导致损伤了静脉自身或肝被膜遭到损伤会导致出血。

▶ 进行Pringle法的时候，肝离断时的出血主要来自肝静脉系，细分支的损伤或是拔出，宽分支的分叉部分损伤导致出血。

Q 术中出血的预防办法是什么？

▶ 做淋巴结清扫和肝短静脉处理时要加倍小心。

▶ 肝离断时，让麻醉医生下调患者的中心静脉压，提前结扎阻断肝中左静脉共同管道等都是有效的预防手段。

Q 术中出血的应对方法是什么？

▶ 淋巴结清扫中的出血，不可胡乱电凝出血点或是用针线缝合，要先压住出血的地方等待血流止住或出血减缓后再确定出血点进行止血措施。

▶ 肝短静脉损伤可能会导致大出血，先压住出血区域，控制出血量，用血管钳阻断下腔静脉和肝短静脉根部周围，等出血减缓后再做缝合止血。肝脏侧的出血用Z字形缝合。

▶ 肝静脉末梢出血的话先压住再缝合止血。肝中静脉主干分支拔出或分叉部开裂的情况下，先阻断肝中静脉根部，击碎周围的实质，确认出血的部位后，仔细缝合止血。

第2节　用于治疗肝门部胆道癌的左半肝切除术

水野隆史，江畑智希，梛野正人 名古屋大学大学院医学系研究科腫瘍外科学

> ⚠ **手术手法学习要点**
>
> 1. 肝十二指肠系膜的淋巴结沿着应该保留的肝动脉或是门静脉做廓清，廓清的切离线远离存在肿瘤的胆道。
> 2. 尾状叶从下腔静脉松动出来时，要摸索着下腔静脉的外膜层操作。
> 3. 肝离断时，要考虑到肝右叶至肝左叶的肝离断面和肝右叶至尾状叶的肝离断面的方向，把作为交界线的肝中静脉在边界上离断。

一　术前

（一）手术的选择（临床诊断）

1. 适应证

- 左侧优位的Bismuth type Ⅲ型（Bismuth Ⅲ b型）肝门部胆道癌病例。
- Bismuth I/Ⅱ型胆道癌中左叶体积较小的乳头型肝门部胆道癌病例。

2. 禁忌证

- Bismuth type Ⅲ a型、右侧优位的Bismuth type Ⅳ型胆道癌病例。
- 左侧优位的Bismuth type Ⅳ型中右侧肝内胆道二次分支往肝侧方向已经有癌进展的病例。

（二）手术时的体位和器械

- 本次手术采用水平位和仰卧位。肝离断时为了降低肝静脉压，使用头高位（反向Trendelenburg体位）（图1-2-1）。

图 1-2-1 体位和器械

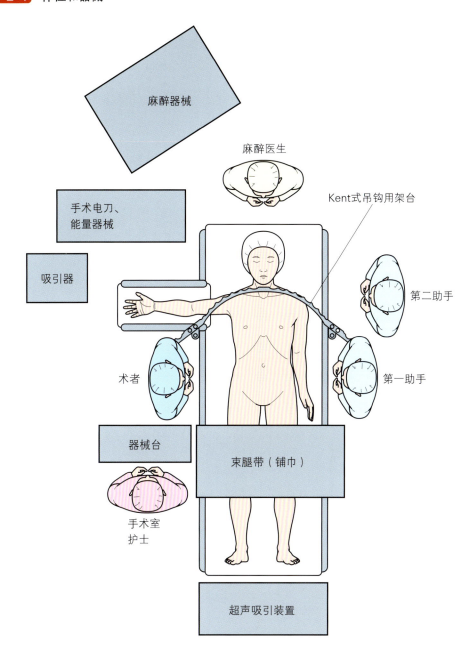

麻醉器械

麻醉医生

Kent式吊钩用架台

手术电刀、
能量器械

吸引器

第二助手

术者

第一助手

器械台

束腿带（铺巾）

手术室
护士

超声吸引装置

（三）腹壁切口

- 基本切口形状为，从上腹部正中切开，再往右横切形成反L字形切口。与大幅度横切口相比，在头侧从身体正中间大幅度切开，切除胸骨剑突部分，更有利于为肝静脉流入部的正面提供良好的手术视野（图1-2-2）。

（四）围术期的工作要点

1. 术前

- 阻塞性黄疸病例在减黄前做MDCT（Mult-detector row CT）检查，大致确定肝切除术式（左侧、右侧之外）后对作为残余肝的左侧肝进行胆道引流。

- 胆道引流在原则上使用内镜下鼻胆道引流术。定期做腹部超声波检查，分析残余肝的右侧肝内胆道的引流状态，如果出现异常就要考虑增加引流工作。

- 胆道引流管排出的胆汁出现超量（大于1L/d）的病例，外瘘胆汁被持续废弃的话会导致严重脱水和电解质异常。此外，阻塞性黄疸病例中患者的肠道黏膜的通透性会超过平时，为了利用外瘘胆汁返还改善肠道黏膜的通透性，生理性的外瘘胆汁返还是非常有利于患者恢复的。

- 定期进行外瘘胆汁的细菌培养，围术期里可以选择预防用的抗生素，以及治疗术后感染的抗生素。

图1-2-2 腹壁切口

基本采用反L字形切口。从正中切开时，胸骨剑突附着部往头侧方向二横指处为起点，一直到肚脐正上方为止，胸骨剑突需要切除。横切口切至右侧前腋窝线

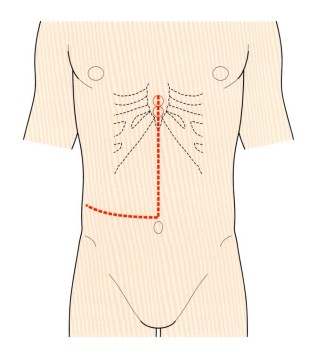

2. 术后

● 肝左叶、尾状叶切除术的肝切除率为35%~40%，术后肝衰竭的发病率较低。但是，术后的重度胆道炎和腹腔内脓肿等细菌感染类并发症可能会引起致命性重度肝衰竭，因此对这类并发症必须进行严密的监控。

● 肝离断面和肠管空肠吻合部出现的胆汁漏中多含有肠内细菌。出现胆汁漏时必须进行有效的引流，手术中在合适的位置插入引流管是一件非常重要的工作。此外，如果有感染的征兆，无须犹豫，立即做CT检查，确定是否因引流不良导致液体滞留。

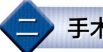

二 手术操作

（一）手术顺序的注意点

● 接下来展示标准的手术步骤。

● 门静脉和肝右动脉疑似被浸润的情况，确认Step❷-e的操作是否能先一步进行。

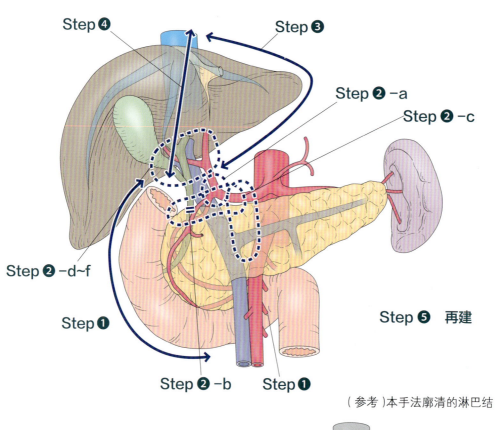

Step ❹

Step ❸

Step ❷ -a

Step ❷ -c

Step ❷ -d~f

Step ❶

Step ❷ -b   Step ❶

Step ❺   再建

（参考）本手法廓清的淋巴结

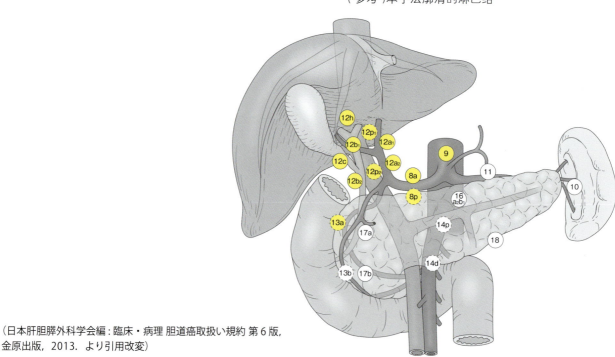

（日本肝胆膵外科学会編：臨床・病理 胆道癌取扱い規約 第 6 版,
金原出版, 2013. より引用改変）

（二）实际手术顺序

Focus 是通过该项可掌握的手法（后有描述）

Step ❶　Kocher 手法和
大动脉周围淋巴结探查*

Step ❷　肝十二指肠系膜的廓清和血管处理

    a. 肝总动脉、胃十二指肠动脉、
肝固有动脉的结扎*

    b. 胆总管的结扎、切离（**图 A**）
Focus 1 ▶

    c. No.13a、No.12、No.8、No.9
淋巴结的廓清*

    d. 肝固有动脉的骨骼化，
肝左右动脉分叉点的结扎*

    e. 肝右动脉末梢侧和左右门静脉的
确认、结扎　Focus 2

    f. 肝动脉和门静脉的骨骼化（**图 B**）
Focus 3

Step ❸　肝左叶、尾状叶的松动（**图 C**）　Focus 4 ▶

Step ❹　肝离断

    a. 肝离断（肝右叶至肝左叶）和
肝左静脉的切离　Focus 5 ▶

    b. 肝离断（肝右叶至尾状叶）和
肝侧胆道的切离　Focus 6 ▶

Step ❺　重建*

    *：此处为手法的要领，用（ Knack ）表
示。

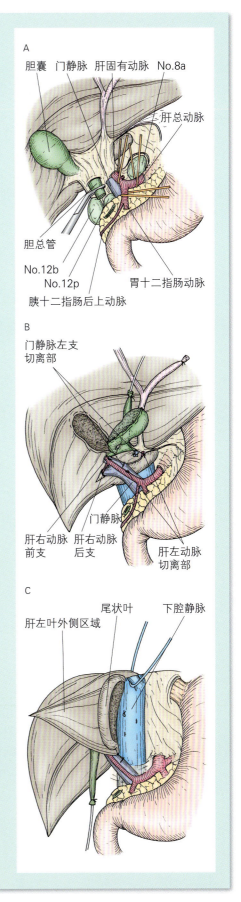

A

胆囊　门静脉　肝固有动脉　No.8a

肝总动脉

胆总管

No.12b

No.12p　　胃十二指肠动脉

胰十二指肠后上动脉

B

门静脉左支
切离部

门静脉

肝右动脉　肝右动脉　　　肝左动脉
前支　　　后支　　　　　切离部

C

肝左叶外侧区域　　尾状叶　　下腔静脉

三　掌握手术技术

Step ❶
Knack Kocher 手法和大动脉周围淋巴结探查

- 视野不良的情况下，切离结肠肝弯曲部后轻轻松动即可获得良好的视野。
- 肥胖病例或因术前的胆道炎导致难以把握正确的层构造时，切开形成Winslow孔尾侧的膜，让下腔静脉的前面显露出宽阔的空间即可。
- 进行Kocher手法时，干净地分离No.16a$_2$淋巴结和No.8p、No.9的淋巴结的交界处后，后面的淋巴结廓清就会变得容易。
- 大动脉周围的淋巴结上有粗的淋巴管，因此No.16a$_2$int和No.b$_1$int淋巴结在标本化时注意不要引起淋巴漏，要把淋巴管结扎好。

Step ❷ -a
Knack 肝总动脉、胃十二指肠动脉、肝固有动脉的结扎

- No.8a淋巴结经过廓清后，其背侧被神经丛包裹的肝总动脉和胃十二指肠动脉就能被暴露出来（图1-2-3a）。
- 神经丛要沿着动脉的走行切离，切离后动脉外膜会显露，因此要把动脉做全周性剥离并结扎。
- 胃十二指肠动脉和肝固有动脉分叉点附近有胃右动脉的情况较多，因此要结扎好。
- 胃十二指肠和肝固有动脉分叉点的背侧有门静脉和胃右静脉，因此用钳子操作时必须要小心，以免伤到这里的门静脉系静脉。

Step ❷ -b
Focus 1 胆总管的结扎、切离

（一）手术的起始点和终点

- 胆总管在胰头上缘切离（图1-2-3b）。

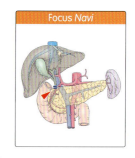
Focus *Navi*

（二）手法学习

> ◉ **手法的概要**
>
> 在胰头上缘（肝十二指肠系膜的下缘）处切离胆总管。切离断端在术中提交组织病理诊断，十二指肠侧胆总管断端用Monofilament可吸收缝线做封闭缝合。快速病理诊断中诊断为阳性时，追加切除2cm的胰内胆道。十二指肠侧出现疑似肿瘤进展的情况，为保证有充足的切缘，在胰腺内追踪胆总管后再切离。

图 1-2-3 动脉的结扎和胆总管的切离
a：肝总动脉、胃十二指肠动脉、肝固有动脉的确定
b：胆总管的切离

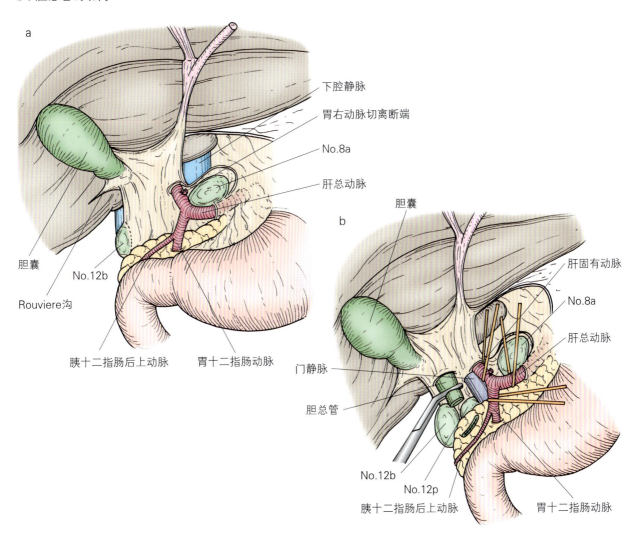

a

下腔静脉
胃右动脉切离断端
No.8a
肝总动脉
胆囊
胆囊
No.12b
Rouviere沟
胰十二指肠后上动脉   胃十二指肠动脉

b

肝固有动脉
No.8a
肝总动脉
门静脉
胆总管
No.12b
No.12p
胰十二指肠后上动脉   胃十二指肠动脉

⊙ **手法学习的要点**

（1）胰头向腹侧、尾侧轻轻牵引，同时在不损伤No.12b淋巴结的情况下结扎胆总管（▆◀⑥）。

（2）在胰腺内追踪胆总管时，从腹侧的胰腺实质和胆总管之间剥离的话就能比较容易地进入适合的切离线。

▆◀⑥

扫视频目录页
二维码

（视频时间 03：42）

（三）评估

Q 如何对胆总管进行安全的结扎？

▶ 十二指肠充分松动后，胰头会展开，确认胆总管的腹侧面会变得容易。胰头上缘处的胆总管，其腹侧、尾侧是胰腺实质和胰十二指肠后上动脉（PSPDA），右侧和相对显眼的胆总管周围淋巴结（No.12b）连接在一起。No.12b淋巴结的尾侧和胰头非常接近，因此为了能彻底廓清淋巴结，在剥离时要让胰头实质露出，慎重操作。No.12b淋巴结从胰头充分剥离后，背侧壁会从胆总管的右侧露出，把钳子从这里插入即可比较轻松地完成胆总管的结扎（**图1-2-4**）。

图 1-2-4 胰上缘处的胆总管结扎

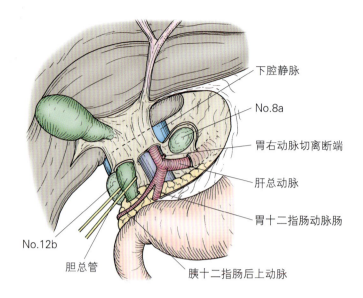

下腔静脉

No.8a

胃右动脉切离断端

肝总动脉

胃十二指肠动脉肠

No.12b

胆总管

胰十二指肠后上动脉

Q 胆总管的切离位置在哪里？

▶ 肿瘤只在肝门部范围内时，在结扎处直接切离也没有问题，但是十二指肠侧胆道方向若已出现肿瘤浸润的情况，从结扎处追踪胰内胆总管后切离。

Q 胰内胆总管剥离的诀窍是什么？

▶ 在胰腺内胆总管处切离胆总管时，胆总管腹侧和胰头的交界处比较容易确认，因此从胆总管腹侧开始操作就好。胰内胆道中有从胰头进入的小血管，因此要切实地结扎、切离（图1-2-5）。

图 1-2-5 进入胰内胆道的动脉支

追踪胰腺内胆道然后切离时，胆总管内有从胰头流入的动脉支（－），因此要切实地结扎、切离。

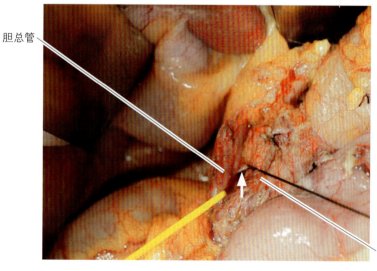

胆总管

胰十二指肠后上动脉

Q 术前插入的胆道引流管在切离胆总管时可以拔走吗？

▶ 术前已插入内镜下鼻胆道引流术导管时，在胆总管切离时要将导管拔出，胆道断端处替换为术中胆道引流用的导管。直到提取标本为止，要耗费很长时间，此时进行适当的胆道引流工作有利于预防术中的菌血症。

Step ❷ -c
Knack No.13a、No.12、No.8、No.9 淋巴结的廓清

● 胆总管切离后，胰头、十二指肠，以及门静脉和需要廓清的周围淋巴结之间会出现空隙。把门静脉向腹侧轻微牵引的同时廓清胰头背面的胰腺实质里的No.13a和No.12（No.12p）淋巴结。进入胰腺实质、上面附着的淋巴结的血管要谨慎处理。

Step ❷ -d
Knack 肝固有动脉的骨骼化，肝左右动脉分叉点的结扎

● 肝固有动脉腹侧的组织往左右两边切开，确保有充足的手术视野，对肝固有动脉做全周性骨骼化。

● 胆总管和给周围组织提供营养的动脉支都在此处，结扎、切离工作要谨慎。

Step ❷ -e
Focus 2 肝右动脉末梢侧和左右门静脉的确认、结扎

（一）手术的起始点和终点

● 把肝右动脉结扎到胆总管右侧（图1-2-6）。

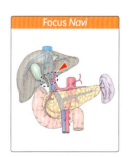

Focus *Navi*

（二）手法学习

● **手法的概要**

将右后区域Glisson鞘的肝内进入部的标志Rouviere沟前面的浆膜切开，然后确定右后区域肝动脉、门静脉后结扎。肝右动脉后支向中枢侧剥离，结扎右、前、后肝动脉分叉点和肝右动脉。

● **手法学习的要点**

Rouviere沟的切开要在靠近肝脏的部位进行。右前后肝动脉的分布形态为，肝右动脉后支从右门静脉的尾侧、腹侧通过的Infraportal型，从头侧背侧通过的Supraportal型，因此在进行手术前必须对肝动脉的解剖有深入的理解（图1-2-7）。

图 1-2-6 肝右动脉末梢侧的确认、结扎

a：观察胆囊颈部背侧的 Rouviere 沟，切开前面的浆膜（图中红色箭头表示切离线）
b：肝右动脉后区域支被结扎住后就能在背侧观察到门静脉右支

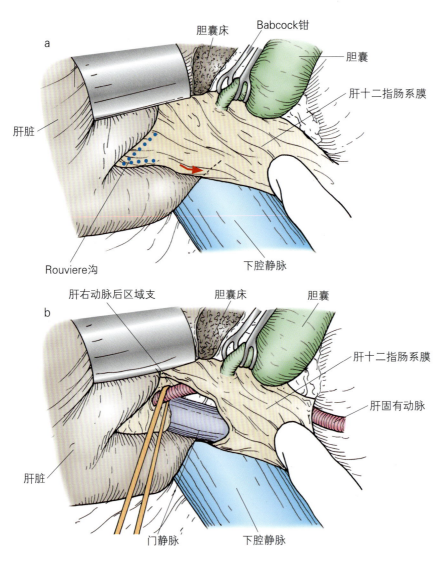

（三）评估

Q **准确确定肝右动脉的要点是什么？**

▶肝右动脉后支属于Infraportal型的情况，肝右动脉后支在门静脉前方走行，因此比较容易确定。肝右动脉后支属于Supraportal型的情况，由于门静脉前方没有肝右动脉后支，通过在中枢追踪胆囊动脉可以确定肝右动脉。

Q **手术视野展开不顺的情况该如何做？**

▶手术视野展开不顺时，Rouviere沟的切开线往肝十二指肠系膜背侧方向延伸。这样做的话，右门静脉壁这边会比较容易让门静脉壁主干右侧露出更多的部分，同部位的视野展开也会变得容易。此外，虽然把胆囊从胆囊床游离出去能让视野变得更好，但是胆囊因发炎导致肥大时，注意不要切入Rouviere沟以免伤到肝动脉。

图 1-2-7 肝右动脉后支（RPHA）走行的多种形态

a：Infraportal 型
RPHA 从门静脉右支的尾侧、腹侧通过。这种类型的动脉在 Rouviere 沟切开后就能进行确定、结扎
b：Supraportal 型
　RPHA 从门静脉右支头侧、背侧通过。这种类型的动脉在确认肝右动脉后，可在肝门侧确定 RPHA
RPHA：AARght posterior hepatic artery，肝右动脉支
MHV：Middle hepatic vein，肝中静脉

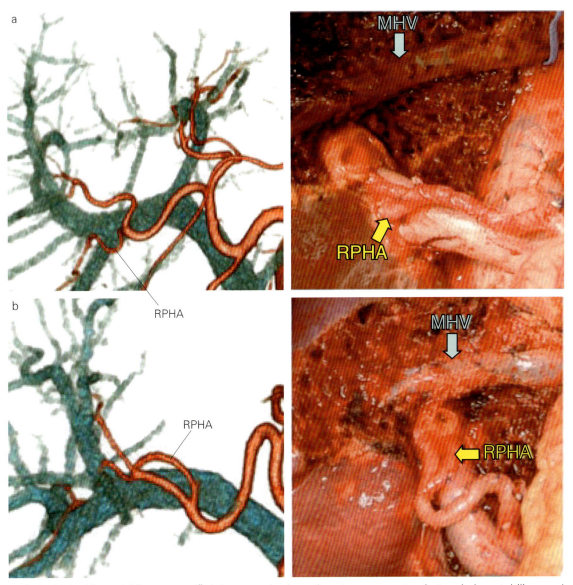

（ Yoshioka Y, et al: "Supraportal" right posterior hepatic artery: an anatomic trap in hepatobiliary and transplant surgery. World J Surg 2011; 35: 1340-4. **より**引用改变 ）

Q 难点是什么？

▶将已剥离的胆囊牵引到腹侧后，相当于间接把胆道牵引到了腹侧，因此可以获得更好的视野。但是，胆囊动脉未经处理时，通过胆囊动脉肝右动脉也一起被牵引到了腹侧，要注意不要伤到动脉。

Step ❷ -f

Focus 3 ▶ 肝动脉和门静脉的骨骼化

（一）手术的起始点和终点

●剥离肝右动脉和门静脉全部，切离门静脉左支、肝左动脉（图1-2-8）。

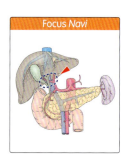

Focus *Navi*

图 1-2-8 肝动脉和门静脉的骨骼化

a：肝右动脉从背侧进行骨骼化
b：切离门静脉左支、肝左动脉。肝右动脉和门静脉在肝门部胆道处完全剥离

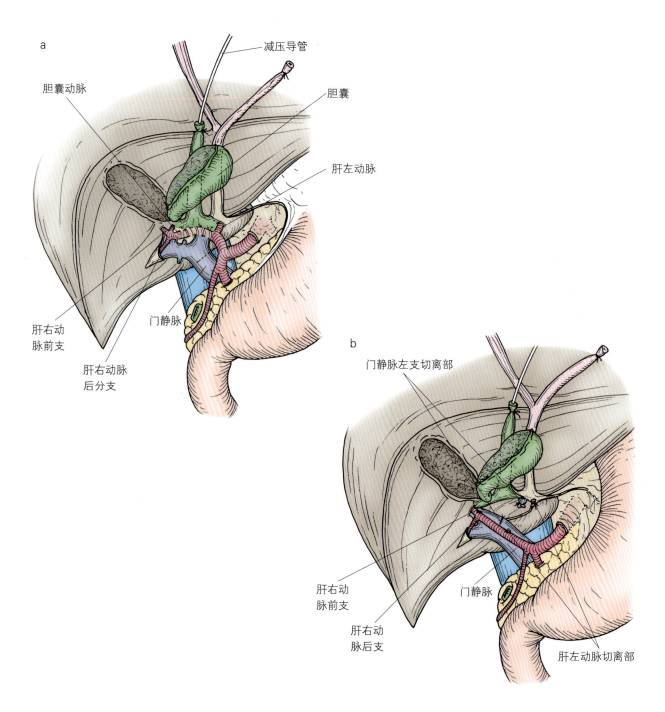

a

减压导管

胆囊动脉

胆囊

肝左动脉

肝右动脉前支

门静脉

肝右动脉后分支

b

门静脉左支切离部

肝右动脉前支

门静脉

肝右动脉后支

肝左动脉切离部

（二）手法学习

⊙ **手法的概要**

在肝右动脉和胆总管交叉点的中枢和末梢侧放置的胶带中间进行剥离，肝右动脉全体做骨骼化。尾状叶门静脉支做结扎切离（**图1-2-9**），结扎门静脉左右支后，切离门静脉左支。

⊙ **手法学习的要点**

肝右动脉通常从肝十二指肠系膜的左侧延伸至右侧，其中会通过胆总管的背侧（也有极少数通过腹侧）。肝右动脉的骨骼化从和胆总管连接处的反面一侧开始。在进行手术前必须对肝右动脉的解剖有深入的理解。

（三）评估

Q 肝右动脉的骨骼化从哪里开始？

▶ 肝右动脉在胆总管腹侧走行时，从肝十二指肠系膜的腹侧开始推进骨骼化。

▶ 肝右动脉通过胆总管背侧时，先沿着门静脉前面推进剥离，当肝右动脉在肝总管侧剥离后，在背侧做骨骼化。

Q 剥离的难点是什么？

▶ 肝左右动脉的分叉点到右前后支动脉进入肝门部的区域内，存在着胆囊动脉、胆道方向的动脉支、尾状叶动脉支、独立分叉的右前后尾侧次支等。一边保留需要保留的动脉支，一边结扎、切离需要切离的动脉支。

Q 从胆道剥离门静脉出现困难时该如何做？

▶ 门静脉左右分叉点头侧的视野不良时，或胆道和门静脉之间剥离困难时，不强行结扎，先把操作推后。完成肝离断后，展开肝门部的手术视野后再次尝试剥离。

图1-2-9 尾状叶门静脉支的结扎

左右门静脉分叉点发出的数根尾状叶门静脉支分布在此处。这些门静脉支基本都朝着门静脉的头侧、背侧分布，因此对于施术者来说难以取得良好的手术视野

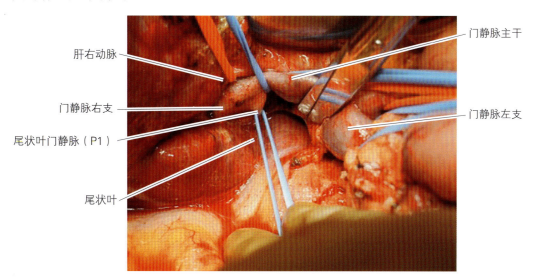

肝右动脉　　　　门静脉主干

门静脉右支　　　门静脉左支

尾状叶门静脉（P1）

尾状叶

Step ❸

Focus 4 ▶ **肝左叶、尾状叶的松动**

（一）手术的起始点和终点

● 把尾状叶从下腔静脉左侧松动到下腔静脉右缘（**图1-2-10**）。

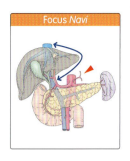

图1-2-10 尾状叶剥离开下腔静脉

a：松动肝左叶外侧区域，切离小网膜后就能从正面观察到尾状叶
b：尾状叶在下腔静脉上被松动，在肝部下腔静脉处露出其右缘

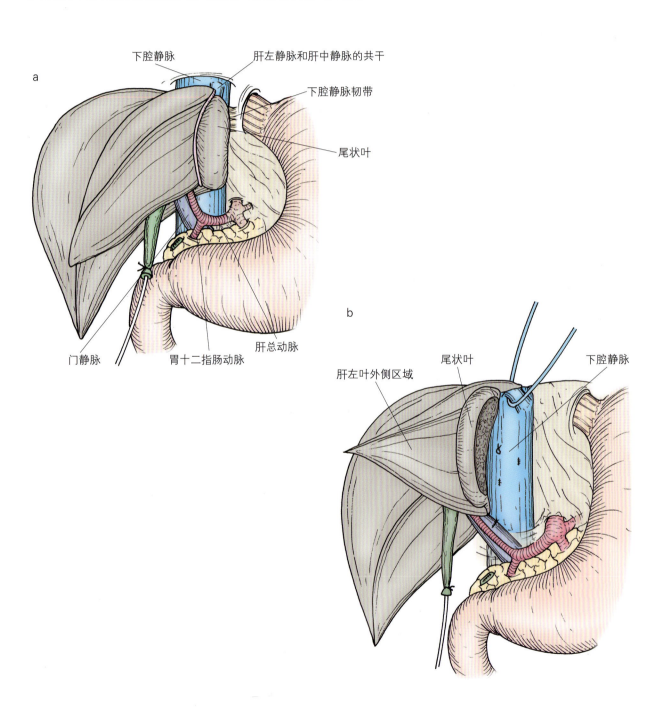

（二）手法学习

> ● **手法的概要**
>
> 　　切离左冠状系膜和三角系膜，在右侧松动肝左叶外侧区域。充分切离小网膜展开手术视野，使得尾状叶（Spiegel叶）能被直视。切离左下腔静脉韧带后，从尾状叶结扎切离进入下腔静脉的肝短静脉，从下腔静脉开始松动（⃣7️）。
>
> ● **手法学习的要点**
>
> 　　（1）切实处理存在于尾状叶左侧、头侧的左下腔静脉韧带。
>
> 　　（2）因害怕下腔静脉受损而让剥离线靠近肝脏侧的话会损伤到尾状叶的肝被膜和肝实质，因此在不离开下腔静脉外膜前层的情况下进行剥离。
>
> 　　（3）术前发现胆道炎引起的尾状叶和下腔静脉出现炎症性粘连的情况，先进行肝离断，切离肝左静脉后再考虑尾状叶和下腔静脉之间的剥离。

■◀ 7

▶ 扫视频目录页
二维码

（视频时间 02：50）

（三）评估

Q 尾状叶松动结束的标志是什么？

▶ 左肝切除的情况，尾状叶和肝右叶的交界处为下腔静脉右缘。肝短静脉处理不足的情况，肝右叶至尾状叶之间的肝离断中静脉性出血量会比较大。此外，尾状叶松动不充分的话，肝侧胆道的切离线会偏移到肝门侧，需要多加注意。

Q 尾状叶较大，无法确保良好的手术视野该怎么办？

▶ 下腔静脉腹侧面的尾状叶（Spiegel叶）较大，整个包裹住了下腔静脉的病例，不要强行在患者的左侧松动尾状叶，从尾侧、右侧着手尾状叶和下腔静脉的松动会更容易进入下腔静脉前层。

Step ❹ -a

肝离断（肝右叶至肝左叶）和肝左静脉的切离

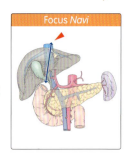
Focus *Navi*

（一）手术的起始点和终点

● 肝离断线上显露肝中静脉，结扎肝中静脉的下腔静脉合流部里合流的肝左静脉
（图1-2-11）。

图1-2-11 肝右叶至肝左叶间的肝离断

a：沿着 Rex-Cantlie 线上出血的肝缺血区域和非缺血区域的交界线（Demarcation line）设置肝离断线

b：肝中静脉显露至下腔静脉合流部，肝中静脉的下腔静脉合流部里合流的肝左静脉在合流部做结扎

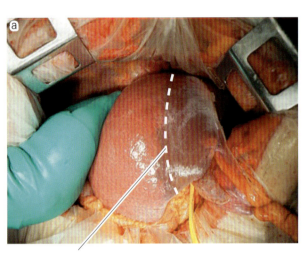

交界线

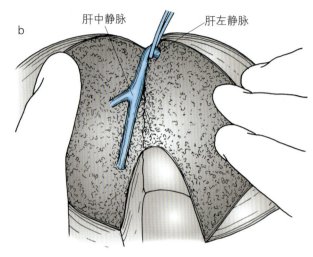

肝中静脉　　肝左静脉

（二）手法学习

● **手法的概要**

　　沿着Rex-Cantlie线上出现的肝缺血区域和非缺血区域的交界线（Demarcation line）进行离断，确定肝中静脉。肝中静脉显露至下腔静脉合流部，在下腔静脉里合流的肝左静脉在合流部做结扎后切离（🎬8）。

● **手法学习的要点**

　　在尾侧离断面上仔细确认肝中静脉，一边追踪，一边进行肝离断。

🎬8

扫视频目录页
二维码

（视频时间03：08）

（三）评估

Q 如何形成肝离断面？

▸沿着肝表面的Rex-Cantlie线上出现的交界线开始进行肝离断，不过随着离断的推进，离断面有可能会出现偏离。对肝切除操作不熟悉的话，视野会变狭窄，视线会集中到肝脏的离断部位。因此，要确保有宽阔的视野，时常用余光观察离断面全体的平衡状况，同时进行操作为妙。

Q 肝离断的顺序是什么?

▶ 肝离断的大致流程见图1-2-12。

▶ 首先,从尾侧的(a)区域开始离断。不光是肝前,肝下方也要离断,一边在三角形状区域离断,一边确定肝左静脉的末梢侧(V5)。

▶ 然后,肝中静脉显露出来后,在头侧腹侧(b)区域进行肝离断,一直到肝中静脉下腔静脉进入部。

▶ 切离肝左静脉后,下一项在头侧进行肝右叶至尾状叶间的切离。

▶ 最后在右尾状叶突起至右后区域间(d)的区域完成肝离断。

图1-2-12 肝离断的大致流程

从肝尾侧的区域开始,先在三角形状的(a)区域上进行肝离断,然后确定肝中静脉末梢侧(V5)。接着,在头侧腹侧(b)继续进行肝离断,一直到肝中静脉下腔静脉进入部。切离肝左静脉后,开始肝右叶至尾状叶(c)区域的肝离断。最后在右尾状叶突起至右后区域间(d)完成肝离断

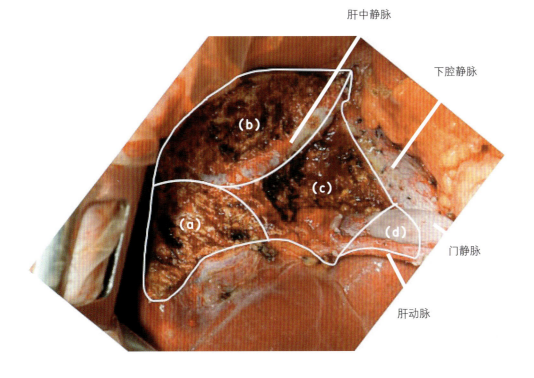

肝中静脉

下腔静脉

门静脉

肝动脉

Step ❹ -b

Focus 6 肝离断（肝右叶至尾状叶）和肝侧胆道的切离

Focus *Navi*

（一）手术的起始点和终点

● 切离肝侧胆道，提取标本（**图1-2-13**）。

（二）手法学习

◉ **手法的概要**

切离肝中静脉进入部背侧的Arantius韧带。改变目前显露的肝中静脉的切离面的方向，开始处理背侧。肝中静脉顺时针绕到背侧，往下腔静脉右缘方向离断。结束肝离断后，切离肝侧胆道提取标本（▣◀⑧）。

◉ **手法学习的要点**

（1）如"肝左叶、尾状叶的松动"中（P. 42）中描述的那样，肝右叶和尾状叶的交界在下腔静脉右侧边缘处，因此要把肝中静脉沿顺时针绕半圈显露出来。

（2）肝右叶至尾状叶的肝离断，离断面会成为从肝中静脉的线朝向下腔静脉右缘的面。因此，相比起前面，尽量让离断面和腹侧至背侧方向平行，要有意识地改变离断面。

▣◀⑧

📹
扫视频目录页
二维码

（视频时间03：08）

图1-2-13 肝离断（肝右叶至尾状叶间）

完成肝右叶至尾状叶间的肝离断后，标本只和肝侧胆道（胆总管）相连。

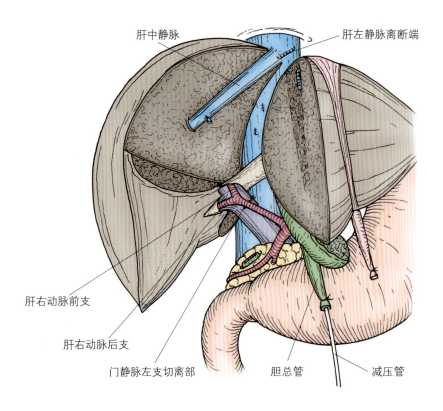

肝中静脉　　　肝左静脉离断端

肝右动脉前支

肝右动脉后支

门静脉左支切离部　　　胆总管　　　减压管

（三）评估

Q **肝右叶至尾状叶的离断线难以确定的情况该怎么办？**

▶ 不好把握离断方向的时候，食指沿着下腔静脉右缘插入尾状叶背侧，在食指的引导下进行肝离断。

Q **肝离断的难点是什么？**

▶ 在肝右叶至尾状叶进行肝离断的时候，在助手把切除侧的肝脏往左侧、腹侧牵引住的同时进行离断。这时，助手的牵引力度过大的话会导致离断面往肝右叶侧倾斜，力度不够的话又会往尾状叶侧倾斜。一边给予正确的指示，一边进行肝离断，让助手用合适的力度牵引肝脏。

Q **肝侧胆道切离的难点是什么？**

▶ 肝侧胆道切离前的阶段，已经是只有胆道和切除侧的肝脏相连的状态。切除结束前，肝侧胆道被结扎后虽然想要马上切离，但是此处要再一次在计划切除的肝侧胆道切离部位确认其他的脉管，特别是肝动脉已经从胆道上剥离开。

Step **❺**
Knack **重建**

● 在自 Treitz 韧带 20 cm 的肛门侧切离空肠。

● 在横结肠系膜处开一个小孔，通过黏液囊腔把空肠上提到头侧（后胃后结肠通道）。这条通道无关内脏脂肪含量，可以游刃有余地上提。

● 胆道–空肠吻合用 5–0 Monofilament 可吸收缝合线操作。制作空肠侧的吻合孔时提前预留 60% 需要吻合的胆道（胆总管）即可轻松吻合。

● 肝左叶、尾状叶切除术中的意外排查重点是手术过程中出现的各种出血现象，如何处理这些出血现象非常重要。肝离断中的出血和其他的肝切除术相同因此不算入本项。

术中出血

Q 手术中哪个部位比较容易出血？

▶ 术中出血的多发部位为：①肝门部的尾状叶门静脉支；②尾状叶松动时的尾状叶肝被膜受损引发的出血或者来自肝短静脉的出血等。

Q 术中出血的原因是什么？

（1）肝门部的尾状叶门静脉支。

▶ 处理尾状叶门静脉支时如果手术视野不佳，未能在充分剥离的情况下结扎左右门静脉的话，会导致尾状叶门静脉支受损出血。此外，在肝门部胆道和门静脉有炎症性粘连或是癌症浸润的情况，从肝门部胆道剥离门静脉左右分叉点时，门静脉外膜受损，或者变得脆弱的门静脉壁破裂也会导致出血。

（2）尾状叶松动时的尾状叶肝被膜受损引发的出血或者来自肝短静脉的出血。

▶ 肝短静脉本身较为细短，因此在结扎切离时想要保证有足够的长度并不容易。使用钳子剥离肝短静脉时，钳子的前端移向下腔静脉一侧的时候肝短静脉和下腔静脉的分叉点出现破裂，另外一种情况是钳子的前端移向尾状叶一侧时，尾状叶侧的肝被膜破裂，这些都会引发难以控制的出血。

Q 术中出血的预防办法？

（1）肝门部的尾状叶门静脉支。

▶ 左右门静脉分叉点附近分布着数根尾状叶门静脉支。本术式会把门静脉左支在其左右分叉点切离，门静脉右支发出的尾状叶门静脉支全部都需要做结扎、切离。

▶ 处理这些血管时如果无法保证充足的手术视野可能会损伤尾状叶门静脉支，以及左右门静脉主干壁。

（2）尾状叶松动时的尾状叶肝被膜受损引发的出血，或者来自肝短静脉的出血。

▶ 尾状叶将下腔静脉大面积包裹的情况，切离左下腔静脉的韧带，从左侧松动尾状叶所需要的视野并不容易展开。这种情况首先从尾侧正中开始松动尾状叶，在尾侧对肝短静脉进行一定处理后朝左侧松动，就能够在不损伤肝短静脉和尾状叶被膜的情况下松动尾状叶。

Q 术中出血的应对方法是？

（1）肝门部的尾状叶门静脉支。

▶ 门静脉左右分叉点，特别是头侧或背侧的门静脉处理过程中发现出血的时候，不要强行通过缝合来止血而是要用外科止血棉填充出血点，暂时性地控制出血。

▶ 接着从尾侧推进肝离断直至肝门部，充分展开肝门部的视野，确认出血点。或者重新把右前后区域门静脉结扎在末梢侧，用十字夹钳把门静脉左支连同门静脉主干一起切离，之后再对出血点进行缝合止血。

（2）尾状叶松动时的尾状叶肝被膜受损引发的出血或者来自肝短静脉的出血.

▶ 尾状叶松动时出血，如果为了手术视野强行把尾状叶拉到腹侧可能会进一步扩大本就损伤的静脉孔，引起下腔静脉大出血。

▶ 肝短静脉破裂出血时，首先，最重要的是把握损伤部位，以及损伤程度。从左侧松动尾状叶的情况，损伤部位多在其静脉的尾侧或是右侧。确认受损的肝短静脉的长度后，把Monofilament不可吸收缝合线分别穿到其头侧和尾侧的下腔静脉壁上，结扎后针留在缝合处，就这样抓住肝短静脉。

▶ 下腔静脉已经开了孔的情况，用Tupfer纱布连同下腔静脉壁孔一起压住，在损伤部位的头侧和尾侧做前面讲述的缝合处理。分别拉动头侧、尾侧的线的话，下腔静脉会升起，可以一定程度上缓和损伤部位的出血情况，在视野充足的期间用针线做连续缝合止血。

专栏

肝左叶、尾状叶切除术还是肝左三叶切除术

　　肝左叶、尾状叶切除术适用于左侧优位的 Bismuth III 型，换言之适用于 Bismuth III b 型肝门部胆道癌。Bismuth 分类基于胆道造影上的肿瘤所引起的肝侧狭窄诊断，Bismuth III b 型是"肝侧胆道的狭窄诊断从二次分支覆盖到末梢，但是右侧并未覆盖到二次分支"的肝门部胆道癌。

　　然而，实际上的肝侧胆道的肿瘤进展，从图像上的狭窄部位一直到肝侧都包含在内。肝左叶、尾状叶切除术中的胆道的肝侧胆道切离线一般都能大致确定下来，但这条切离线实际是否真的能让断端变成阴性，想要在术前诊断中确认这点即使做胆道造影检查或内镜胆道检查有时也难以确定。

　　想要确保更长的肝侧胆道切离边缘或重视提高肝侧胆道断端阴性化概率的话，应该选择肝左三叶切除术而不是肝左叶、尾状叶切除术。但是，肝左三叶切除术的肝切除率为 65%~70%，肝离断面较大且不平坦，右前后区域交界面的确定非常困难，属于高难度高风险的术式。

　　患者全身状态良好，能保证充足的术后残肝预备能，术前影像中没有明显的淋巴结转移的话，能进行根治性切除且后续评估乐观的病例也可以考虑进行肝左三叶切除术。

第3节 用于治疗远端胆道癌的胰头十二指肠切除术

鈴木修司，大城幸雄，下田 貢 東京医科大学消化器外科学分野茨城医療センター消化器外科

> **! 手术手法学习要点**
>
> 1. 胰头十二指肠切除术不只是要处理胰腺、胆道、胃、十二指肠，由于周围存在腹腔动脉、肝总动脉、肝固有动脉、脾动脉、门静脉、上肠系膜静脉、脾静脉等重要的脉管，所以术者必须要了解其解剖，通过术前影像学检查模拟其走行和构造。
> 2. 恶性肿瘤的淋巴结廓清，要依照癌症治疗规约廓清区域淋巴结，确保切除边缘。
> 3. 空肠吻合的重建手技是本式式尤为重要的手技。远端胆道癌病例多为胰腺正常，胰瘘属于多发症状，必须扎实掌握吻合术的操作。

一 术前

（一）手术的选择（临床诊断）

1. 适应证

● 适合本式式的远端胆道癌，原则上为胆道癌治疗规约第6版中Stage ⅡB的，无远处转移（M因子）的病例。不过，虽然作者们对腹腔冲洗液细胞学检查为阳性的病例见解不深，但在作者们所在的机构里是符合手术指征的。

2. 禁忌证

● 远处转移（区域外淋巴结、肝、肺等其他脏器的转移，腹膜播种），以及肝总动脉浸润病例，腹腔动脉浸润病例，系膜上动脉浸润病例都不具备手术指征。不过，肝总动脉和肝固有动脉浸润病例中无远处转移的情况，可以实施带动脉重建的合并切除。

（二）手术时的体位和器械（图1-3-1）

● 基本选择仰卧位，根据视野左右倾斜。

● 除了手术电刀之外，也会用到超声波凝固切开装置以及血管闭合系统等器械。配备器械时注意器械的线缆不要重合。

（三）腹壁切口（图1-3-2）

● 通常在剑突和脐下缘之间的上腹部做正中切口切开腹部皮肤。肥胖患者等再横向追加一个切口。开腹后用牵开器和双侧吊钩展开宽阔的手术视野。

图 1-3-1 **手术时的体位**

基本采用仰卧位，患者双手张开，两脚并拢。手术电刀和封口装置的走线相互避开

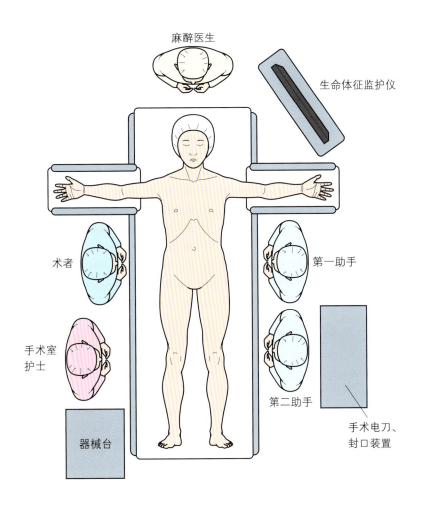

麻醉医生

生命体征监护仪

术者

第一助手

手术室
护士

第二助手

手术电刀、
封口装置

器械台

图 1-3-2 **腹壁切口**

a：在上腹部正中切口
b：关闭腹部后切口后。右侧腹部插入胆道空肠吻合部导管，正中切口插入胰空肠吻合部导管

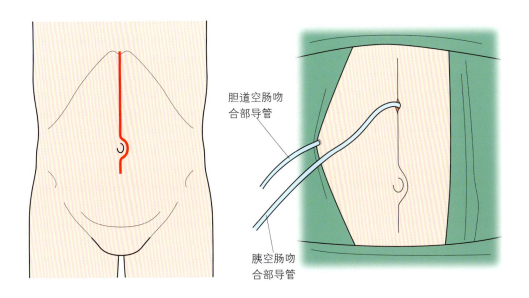

胆道空肠吻
合部导管

胰空肠吻
合部导管

（四）围术期的工作要点

1. 术前

● 远端胆道癌的病例多患有阻塞性黄疸，身上一般都会做胆道引流。术前必须充分控制好胆道炎以防发生感染。

● 术前把握好胰内、外分泌功能以方便进行术后管理。

● 本手术的侵袭性较强，因此术前就要开始做身体管理，对患者的糖耐量和心肺功能进行充分的评估。

2. 术后

● 端胆道癌的病例多为正常胰腺，因此胰瘘的发生率非常高。胰瘘是术后最严重的并发症，会造成假性动脉瘤破裂出血，以及形成肿瘤，严重的情况甚至会导致患者死亡，因此正确的导管管理非常重要。

● 胆汁漏也有发生，还可能会形成肿瘤，因此正确的导管管理非常重要。

● 虽然可以通过手术减少胃排空延迟，不过当出现胃排空延迟时要采取断食和给药进行控制。

　　此外，吻合口消化性溃疡发病时使用Proton pump抑制剂（PPI）等药物治疗，活动性出血则需要用到Interventional Radiology（IVR）和内镜来止血。

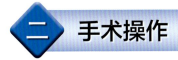

二　手术操作

（一）手术顺序的注意点

- 接下来展示标准的保留全胃幽门环的胰头十二指肠切除术顺序。
- 相关性胰腺炎或胆道炎导致的胃背面和胰腺出现粘连的情况，需要一边留心胰腺被膜，一边小心剥离。
- 把网膜切除和Kocher手法相结合的时候，需要特别注意肠系膜的构造，沿着黏液囊切除术（Bursectomy）的切除线从肠系膜上把胃的网膜剥离出来。
- 剥离胰腺上下缘时，尽量避免胰腺被膜损伤和胰腺实质损伤，要带着爱护之心谨慎对待。
- 廓清所属淋巴结时，注意不要伤到动脉周围的外膜，此处需要采用细腻的剥离手法。
- 廓清肝侧胆道周围淋巴结时，注意保留胆道的血流，切勿过度剥离。
- 胰腺断端处的出血情况只需要控制出血点，胰腺断面全体的血流需要保留，这点需要留意。

（二）实际手术顺序

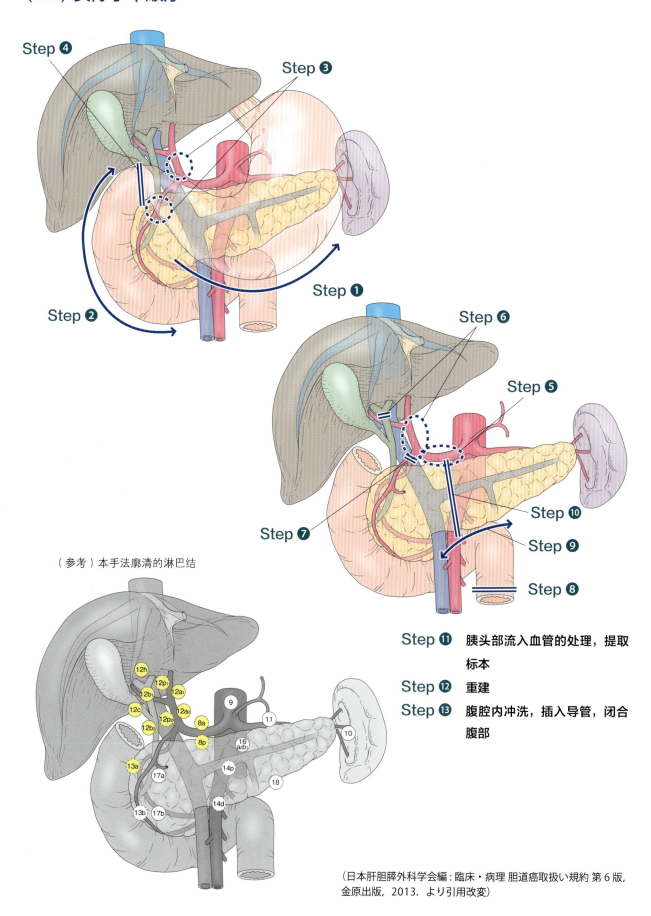

（参考）本手法廓清的淋巴结

Step ⑪　胰头部流入血管的处理，提取标本

Step ⑫　重建

Step ⑬　腹腔内冲洗，插入导管，闭合腹部

（日本肝胆膵外科学会編：臨床・病理 胆道癌取扱い規約 第 6 版，金原出版，2013. より引用改変）

54

Step ❶ 　胃结肠系膜(网膜)的切离*

Step ❷ 　十二指肠、胰头的松动（Kocher 手法，图 A） Focus 1 🎥

Step ❸ 　幽门上下的处理 （No.5、No.6 淋巴结的廓清）*

Step ❹ 　切离十二指肠*

Step ❺ 　胰上缘淋巴结廓清（图 B） Focus 2 🎥

Step ❻ 　肝十二指肠系膜淋巴结廓清，胆囊摘除、胆道切离（图 C） Focus 2 🎥

Step ❼ 　切离胃十二指肠动脉*

Step ❽ 　切离空肠*

Step ❾ 　胰腺下缘的处理，胰腺隧道的构建*

Step ❿ 　胰腺的切离，断端止血处理*

Step ⓫ 　胰头流入血管的处理，提取标本*

Step ⓬ 　重建*

　　　　a. 胰空肠吻合 Focus 3 🎥

　　　　b. 胆道（肝总管）空肠吻合 Focus 4 🎥

　　　　c. 十二指肠空肠吻合 Focus 5 🎥

Step ⓭ 　腹腔内冲洗，插入导管，闭合腹部*

*：此处为手法的要领，用（ Knack ）表示。

A

下腔静脉　　肾左静脉　　胰头

网膜

B

胆总管　门静脉　No.8a　　No.8p

C

胆道断端　　　门静脉

三　掌握手术技术

Step ❶
Knack **胃结肠系膜（网膜）的切离**

- 网膜切除术只剥离横结肠附着处的分布稀疏的结缔组织，打开黏液囊露出胰腺的前面。
- 从横结肠侧剥离，尽量保留网膜。
- 切离网膜的左侧进行脾脏下极可视部分为止，右侧进行到肝弯曲部为止，和Kocher手法相连。

Step ❷
Focus 1 **十二指肠、胰头的松动（Kocher 手法）**

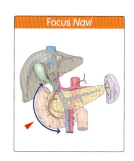
Focus *Navi*

（一）手术的起始点和终点

- 网膜切离的范围为脾脏下极到肝弯曲部之间，剥离、上提十二指肠、胰头直至能看见肾左静脉的部位（**图1-3-3**）。

（二）手法学习

- **手法的概要**

  网膜切离从横结肠附着处开始，左边直至脾脏下极附近。这是后面讲述的十二指肠空肠吻合能够直线操作的必要前置步骤。

  接着，右侧在从愈合处进行黏液囊切除术（Bursectomy）的剥离层把网膜从肠系膜上剥离。把这条线接上Kocher手法，从后腹膜剥离十二指肠、胰头。

  暴露下腔静脉，剥离Treitz韧带，开始进行Kocher手法直至能看见肾左静脉。

  把Treitz韧带从Kocher手法的内侧剥离时，要把十二指肠上提到足够的高度并往头侧牵引，助手则往横结肠系膜足侧牵引，这样就能在露出的剥离层上从内侧剥离Treitz韧带。

- **手法学习的要点**

  （1）切离网膜时的手术视野展开步骤为，助手仅抓住横结肠的结肠带，术者抓住胃和网膜，在被张开的视野中，仅剥离横结肠附着部分布稀疏的结缔组织。在合适的面剥离的话基本不会引起出血。

  （2）网膜切离线在右侧展开，从网膜和肠系膜的愈合部分沿着黏液囊切除术（Bursectomy）线连接网膜的话就能连上Kocher手法的松动线，到达后腹膜（🎥◀⑨）。

  （3）十二指肠、胰头的松动要一边显露下腔静脉，一边剥离分布稀疏的结缔组织，这样基本就能在不出血的情况下完成操作。

🎥◀⑨

扫视频目录页
二维码

（视频时间02：04）

图 1-3-3 十二指肠、胰头的松动（Kocher 手法）

a：网膜切离线向十二指肠 Kocher 线移动
b：左肾静脉显露，十二指肠、胰头松动结束

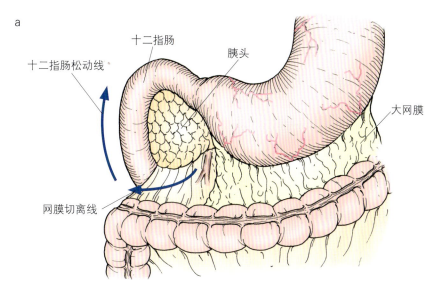

a

十二指肠松动线

十二指肠

胰头

大网膜

网膜切离线

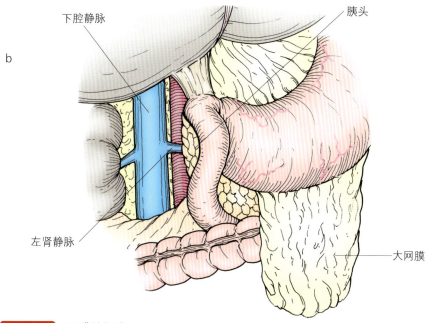

b

下腔静脉

胰头

左肾静脉

大网膜

图 1-3-4 网膜的切离

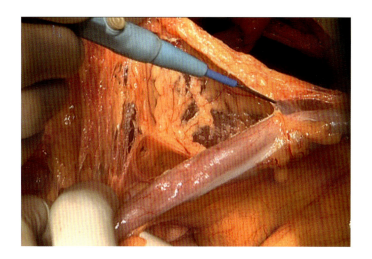

（三）评估

Q 网膜切离的具体操作是什么？

▶ 助手抓住横结肠的结肠带，如向长轴方向拉长一样施加张力，术者抓住胃和网膜。

▶ 助手和术者用手术电刀等工具剥离在横结肠侧的稀疏的结缔组织中形成的网膜（**图1-3-4**）。

Q 十二指肠、胰头的松动进行到哪个位置？

▶ 通常，在十二指肠下行部的外侧边缘给后腹膜切开一个大口，让下腔静脉从右侧显露出来。

▶ 头侧充分剥离至腹腔动脉附近，尾侧剥离到能切开Treitz韧带。

▶ 左侧剥离至肾左静脉露出为止。

Q 十二指肠、胰头松动的诀窍是什么？

▶ 前面说到切离网膜后会自然地和这条剥离线连接上，所以这是一个简便的方法。

▶ 一边确认稀疏的结缔组织，一边把胰头往左前方拉出，处理细小血管，此处保证不出血非常重要。

Q 十二指肠、胰头松动的难点是什么？

▶ 从下腔静脉右缘剥离时，需要注意右输尿管和精巢/卵巢动静脉的走行（**图1-3-5**）。

▶ 松动到肾左静脉的目的是应对后面门静脉系出血的情况，为了控制出血需要抓住胰头，因此这是很重要的操作。

图1-3-5 需要注意的脉管的走行

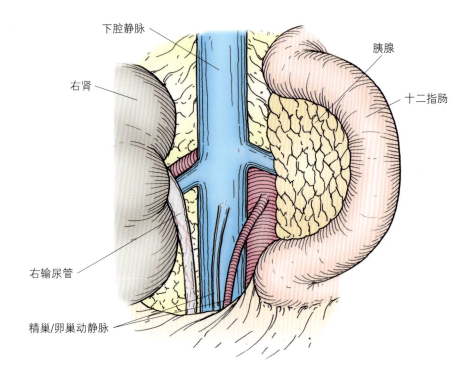

下腔静脉

胰腺

右肾

十二指肠

右输尿管

精巢/卵巢动静脉

Step ❸
Knack 幽门上下的处理(No.5、No.6 淋巴结的廓清)

● 全胃保留的情况，胃网膜右动静脉会在幽门环旁边结扎/切离，因此幽门下淋巴结（No.6）的廓清会考虑在附近到胰前面的胃网膜右动脉分叉处前进行。

● 此外，全胃保留的情况，胃右动脉会在幽门部附近做结扎处理，因此幽门上淋巴结（No.5）的廓清会在附近到肝固有动脉流入部前进行。

Step ❹
Knack 切离十二指肠

● 用自动缝合器在自幽门环约5cm的肛门侧切离十二指肠。

● 切离时，为了方便后面进行十二指肠空肠吻合，十二指肠断端附近的结缔组织在剥离时需要注意其血行，断端要留有一定距离。

Step ❺、❻
Focus 2 胰上缘淋巴结廓清，肝十二指肠系膜淋巴结廓清，胆囊摘除、胆道切离

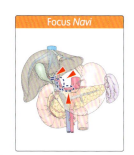

Focus Navi

（一）手术的起始点和终点

● 胰腺上缘的淋巴结廓清在胃十二指肠动脉附近和胃左动脉附近区域之间进行，抓住肝总动脉连同其后方（No.8）一同廓清（图1-3-6）。

● 肝十二指肠系膜淋巴结的廓清先在肝侧的肝门部前，抓住肝固有动脉和门静脉的同时进行全面的廓清（图1-3-7）。

图1-3-6 胰腺上缘淋巴结的廓清

a：胰上缘部分从胃十二指肠动脉附近剥离被膜，开始廓清淋巴结
b：肝总动脉周围神经丛保留，抓住肝总动脉，廓清左胃动脉右侧前的 No.8a、No.8p

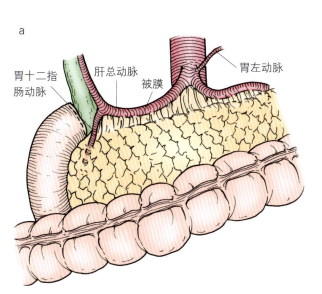

a

胃十二指肠动脉　肝总动脉　被膜　胃左动脉

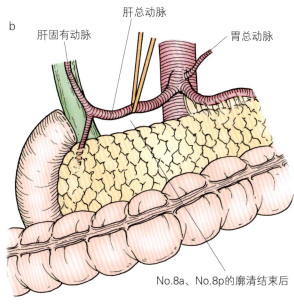

b

肝固有动脉　肝总动脉　胃总动脉

No.8a、No.8p的廓清结束后

图1-3-7 肝十二指肠系膜的廓清

a：抓住肝固有动脉，朝着肝门侧开始廓清
b：切离肝总管，抓住肝固有动脉和门静脉，进行全面廓清

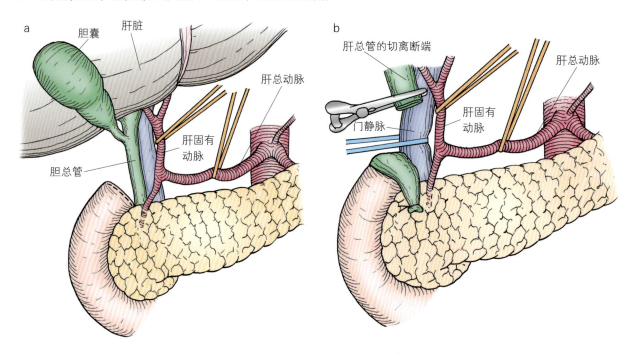

（二）手法学习

> ◉ **手法的概要**
>
> 　　切离十二指肠后，一边把胰腺往尾侧牵引，一边开始廓清胰腺上缘的淋巴结，一直廓清到胃左动脉附近。一边牵引肝总动脉，一边廓清No.8a、No.8p淋巴结。
>
> 　　此外，进行肝十二指肠系膜淋巴结的廓清时要抓住肝固有动脉，全面廓清至肝门部，摘除胆囊，切离肝总管后廓清门静脉周围。
>
> 　　切离肝总管时一定要通过术中快速病理检查确认肝侧胆道断端为阴性。这之后剥离胰头前的肝十二指肠系膜淋巴结。
>
> ◉ **手法学习的要点**
>
> 　　（1）胰腺上缘淋巴廓清只需要抓住淋巴结和结缔组织，不需要抓住血管外膜，因此可以防止在进行内膜剥离等操作时外膜损伤的发生（🎦◀10）。
>
> 　　（2）此外，廓清胰上缘淋巴结时要注意勿损伤胰腺被膜，操作时要轻柔，不要伤到被膜和胰腺实质。
>
> 　　（3）肝十二指肠系膜淋巴结廓清需要注意切离预定线的肝侧胆道周围的血流保留，不可过度剥离（🎦◀11）。

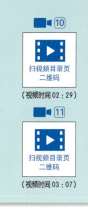

🎦◀10

扫视频目录页
二维码

（视频时间02：29）

🎦◀11

扫视频目录页
二维码

（视频时间03：07）

（三）评估

Q 胰腺上缘淋巴结廓清的具体窍门是什么？

▶助手把胰腺向尾侧牵引时，为了防止损伤被膜，要轻柔地往腹侧牵引。如果压到背侧会让深度增加，剥离面的制作难度也会增加。

▶淋巴结廓清后的出血情况大多由淋巴结损伤或淋巴结残留引起，因此必须沿着血管彻底廓清。

Q 胰上缘淋巴结廓清的难点是什么？

▶ 为了预防胃淤血要注意保留胃左静脉。

▶ 需要一边注意勿损伤胰腺被膜，一边廓清淋巴结。

Q 肝十二指肠系膜淋巴结的淋巴结廓清窍门是什么？

▶ 首先抓住肝固有动脉，从左往右廓清。

▶ 门静脉周围的廓清在切离肝总管后进行的话能够直视门静脉，获得良好的手术视野。

Q 肝十二指肠系膜淋巴结的淋巴结廓清难点是什么？

▶ 流入胆道附近的静脉丛的脉管需要结扎、切离。

▶ 需要彻底结扎、切离粗的淋巴管。

▶ 流入门静脉的小血管仅处理其血管。

■ 解剖学要点 ■

【肝右动脉的分叉异常】

　　血管的异常需要在术前影像学检查中确认清楚。腹腔动脉和肠系膜上动脉发出的动脉的分叉形态，门静脉方向的胃左静脉，以及肠系膜下静脉的汇入部位也要在手术前确认好。

　　根据以往的经验，肠系膜上动脉处多存在着肝右动脉的分叉，在胰腺后门静脉右侧呈现异常分叉（图A）。对肝十二指肠系膜淋巴结进行淋巴结廓清时，确认肝右动脉，一边结扎，一边剥离胰腺后面，处理通往胰腺的分支是必要步骤。

图A 肝右动脉的分叉异常（来自肠系膜上动脉的右肝动脉分叉）

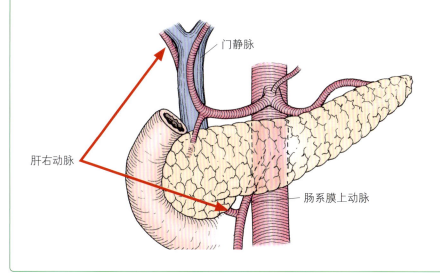

门静脉

肝右动脉

肠系膜上动脉

Step ❼
Knack 切离胃十二指肠动脉

● 肝固有动脉、肝总动脉周围淋巴结廓清后再分别结扎。

● 彻底剥离胃十二指肠的胰腺侧，确保切除边缘为阴性。

● 此外，胃十二指肠动脉后方和门静脉之间也要剥离干净。

Step ⑧
Knack 切离空肠

● 空肠用自动切割闭合器在肠管进行垂直切离。

● 切离空肠时，在处理边缘血管的环节可能会出现肠管缺血的情况，因此要最小限度处理。

● 切离空肠前一定程度处理空肠系膜后，之后的操作就能很顺畅地推进。

Step ⑨
Knack 胰腺下缘的处理，胰腺隧道的构建

● 胰腺下缘朝着胰腺侧对肠系膜上静脉和肠系膜上动脉周围进行廓清，并让它们的血管显露出来。

● 门静脉腹侧基本都会有稀疏的结缔组织，比较容易构建隧道，但是也有门静脉发出的胰腺支存在于门静脉左侧的情况，虽然很稀少但是在剥离的时候还是需要注意。

● 构建隧道的时候要考虑胰腺切离，确保有能让库伯剪刀通过的剥离空间。

Step ⑩
Knack 胰腺的切离，断端止血处理

● 切离胰腺时为了保留胰腺断端的血流，胰腺断端尾侧的后腹膜处的游离尽量控制在最低限度。

● 切离胰腺在结扎了切除侧后，在残余胰腺的上缘和下缘穿入支撑线后切离。此时作者们会使用锐利的手术刀进行切离，用5-0无损伤针Monofilament不可吸收缝合线进行缝合止血，渗出的血液用手术电刀进行凝固止血〔也有使用能量器械进行切离的情况，考虑到主胰管周围切离后还要进行胰（管）空肠吻合，因此选择锐利的手术刀进行操作〕。

Step ⑪
Knack 胰头流入血管的处理，提取标本

● 把胰头往右侧牵引，处理门静脉支。

● 胰十二指肠下动脉未提前处理的情况，牵引胰头的同时确认肠系膜上动脉后，处理胰头神经丛第Ⅱ部内走行的胰十二指肠下动脉。

● 远端胆道癌病例基本上都不会廓清肠系膜上动脉神经丛，因此需要在沿着肠系膜上动脉神经丛的那一层进行剥离。

Step ⑫ -a
Focus 3 ▶ 重建：a. 胰空肠吻合

● 胰消化管重建有胰空肠吻合和胰胃吻合。关于各自的优点有诸多讨论，根据第41次日本胰切除研究会调查报道，日本有93%的病例采用胰空肠吻合。此外，胰头十二指肠切除后的重建方法讨论中有87%使用Ⅱ型重建。不过，胰消化管吻合相关的并发症发病率为30%~50%，胰瘘、腹腔内出血，以及腹腔内肿瘤等严重的并发症的发病也是存在的。

● 本项调查是基于日本大多采用的胰管空肠黏膜吻合法，尤其是不使用支架的No stent法。

（一）手术的起始点和终点

- 胰空肠吻合要把上提的空肠和胰腺实质进行密切的吻合。空肠这边，基本上都是把横结肠系膜右侧肝弯曲附近的肠系膜打开后上提。但是粘连比较牢固的情况或者是右侧结肠癌手术后的情况，需要一边留意同域性旧Treitz韧带扭曲，一边上提空肠。背侧的外层后列（外列）缝合则需要留意背侧的脾静脉，把胰腺实质和空肠浆膜密切缝合（**图1-3-8**）。

- 胰管空肠黏膜（内列）吻合不管有没有支架，挑出胰管黏膜和胰腺实质，和空肠全层缝合在一起（**图1-3-9**）。

- 外列缝合的时候需要注意胰腺被膜，缝合时注意不要碰碎胰腺实质（**图1-3-10**）。

（二）手法学习

◉ 手法的概要

1. 外层后列（外列）缝合

　　胰管背侧的胰腺实质和空肠浆膜筋层用5-0或4-0无损伤针Monofilament不可吸收缝合线做结节缝合。

2. 胰管空肠黏膜（内列）吻合

　　空肠浆膜层用手术电刀电凝，用剥离钳根据胰管管径做钝性开口。接着用5-0或6-0无损伤针Monofilament可吸收缝合线的两头针穿在胰管前壁中点的内外做牵引，充分展开胰管内腔。

　　确保良好的手术视野后，用5-0或6-0无损伤针Monofilament可吸收缝合线对胰管空肠黏膜吻合做结节缝合。

　　首先从尾侧和头侧两端开始运针。适当地牵引前壁中点和两端的线，把胰管空肠黏膜吻合部的内腔展开成三角形。对准通过三点牵引展开的吻合部，在后壁按1.0~1.5mm的间隔依次运针。后壁吻合结束后转向前壁吻合。一边确认内腔，一边和后壁一样运针，最后把胰管前壁中点的支撑线往空肠前壁中点运针，按顺序结扎、缝合。

3. 外层前列（外列）缝合

　　后列一样，胰腺实质和空肠浆膜层用5-0或4-0无损伤针Monofilament不可吸收缝合线做连续或者结节缝合（🎦⏴12 ）。

◉ 手法学习的要点

🎦⏴12

扫视频目录页
二维码

（视频时间03:42）

（1）为了预防在胰空肠吻合中出现胰瘘，首先要有意识地保留胰腺前面的被膜，在剥离胰腺周围时要轻柔地处理胰腺，还有胰腺切离时胰腺断端的血流保留也很重要。

（2）胰管空肠吻合不管有没有支架，都要准确挑出胰腺实质和空肠浆膜筋层。注意不要在运针和结扎时损伤到脏器，保证空肠浆膜、胰腺断端间密切吻合时不出现无效腔，这是非常重要的。

（3）胰腺空肠吻合的外列的运针需要准确地挑出胰腺被膜。胰腺实质和空肠之间紧密贴合无效腔出现，结扎的时候要把空肠侧靠近，避免碰碎胰腺实质。

图1-3-8 胰空肠吻合（外层后列缝合）

胰空肠吻合的背侧外列采用结节缝合从头侧往尾侧操作

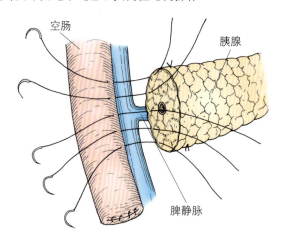

空肠

胰腺

脾静脉

图1-3-9 胰管空肠吻合

a：空肠中开一个小孔，小孔口径不要比胰管口径大太多
b：胰管前壁中点穿入牵引用的线
c：胰管空肠黏膜缝合的后壁侧采用结节缝合
d：胰管空肠黏膜缝合的前壁侧一边确认内腔，一边进行结节缝合

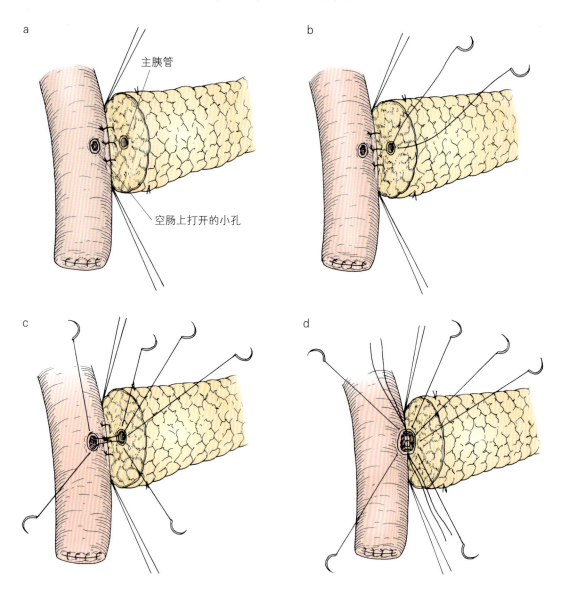

a

主胰管

空肠上打开的小孔

b

c

d

图 1-3-10 胰空肠吻合（外层前列缝合）

a：胰空肠吻合的前壁外列做连续缝合
b：胰空肠吻合结束

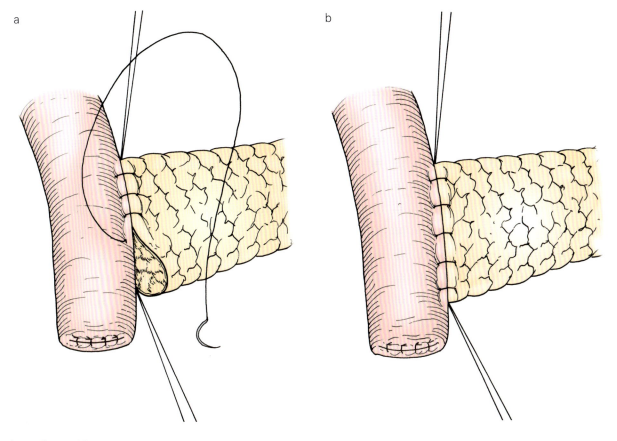

a

b

（三）评估

Q 转向胰管空肠吻合时的难点是什么？

▶ 胰腺切除后再建时需要注意保留胰腺前面的被膜，从剥离胰腺周围开始就要轻柔地操作，这点非常重要。

Q 胰腺切离时的难点是什么？

▶ 胰腺切离时为了保留胰腺断端的血流，注意不要剥离没有剥离需要的胰腺周围的组织，通往门静脉的分支只进行最小限度的处理。

Q 胰管空肠黏膜吻合的窍门是什么？

▶ 胰管壁的运针不仅限于胰管壁，包含胰腺实质在内，连同胰腺实质一起挑出是非常重要的。

▶ 胰管空肠吻合时，内列吻合阶段，后壁的结扣内翻会导致其出现在内腔，不过问题不大。

▶ 运针时不可用镊子等工具抓住胰腺管壁和空肠黏膜，处理时动作要轻柔，注意不要损伤到胰管壁和空肠黏膜。

▶ 胰腺空肠吻合的外列吻合阶段要使胰腺实质和空肠密切贴合到一起。

Q 胰管空肠黏膜吻合的难点是什么？

▶ 吻合的时候要留意胰管内腔的持续性。

▶ 胰管内腔，空肠内腔要确认清楚，防止黏膜的脱落。

Step 12 -b

Focus 4 ▶ **重建：b. 胆道（肝总管）空肠吻合**

● 本项讲述胰头十二指肠切除术的重构法中最广泛使用的 Ⅱ 重构法。

（一）手术的起始点和终点

● 根据胆道（肝总管）断端口径在空肠上开一个小孔（图1-3-11）。

接下来在胆道（肝总管），空肠全层的吻合部两端9点、3点方向穿入支撑线（图1-3-12）。

之后在空肠和胆道（胆总管）的后壁全层穿入缝合线（图1-3-13）。

后壁吻合结束后确认胆道（肝总管）、空肠内腔后，进行前壁的吻合（图1-3-14）。

图1-3-11 空肠上的小孔制作

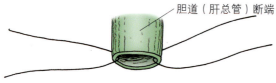
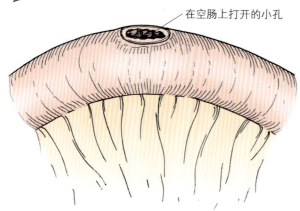

胆道（肝总管）端

在空肠上打开的小孔

图1-3-12 在胆道（肝总管）和空肠全层的9点、3点方向（吻合部两端）上穿入缝合线

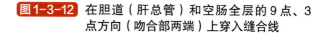
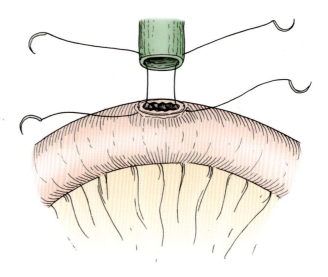

图1-3-13 从空肠、胆道（肝总管）左侧把缝合线穿入后壁全层

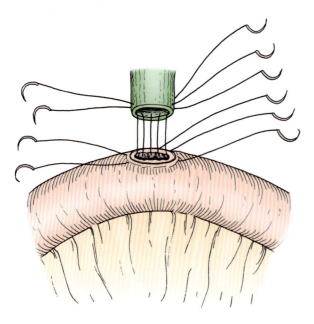

图1-3-14 后壁吻合结束时，确认内腔后做前壁吻合

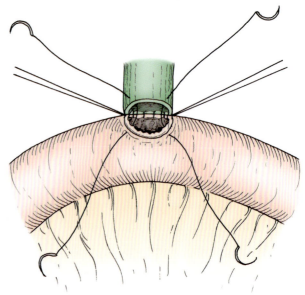

66

（二）手法学习

◉ **手法的概要**

　　胰肠吻合部不松弛的情况下把上提的空肠拉直，根据肝总管的位置在空肠上开一个小孔。此时，根据胆道的口径用手术电刀电凝空肠浆膜层，用剥离钳做钝性开孔。

　　使用5-0无损伤针Monofilament可吸收缝合线对胆道（肝总管）空肠全层吻合做结节缝合。9点、3点方向的胆道（肝总管）由外往内，接着在空肠全层由内往外运针，作为后壁的两端。然后在6点方向的空肠全层由内向外，胆道（肝总管）由外向内运针，作为后壁中点。这之后填埋后壁之间，和中点采用同样的运针方式。后壁上的线穿完之后从9点方向开始按顺序结扎。

　　后壁吻合结束后，确认完内腔即可开始前壁的缝合。前壁的0点方向从空肠由外向内，接着胆道（肝总管）由内向外运针作为中点。接着从后壁的3点方向那端像是填埋前壁一样把线和中点一样穿入，从9点方向开始按顺序结扎。

◉ **手法学习的要点**

（1）为了防止出现血流障碍，残余胆道（肝总管）肝侧的组织非必要不剥离，只剥离必需的部分。

（2）空肠全层切开时的小孔管径大小由胆道大小决定，不要开太大。

（3）各处的黏膜都要准确挑起进行吻合。

（4）吻合时用镊子轻微挑起即可，不做非必要的动作，拉扯缝合线展开手术视野可以避免黏膜障碍（▰◣ 13 ）。

▰◣ 13

▶
扫视频目录页
二维码

（视频时间 02∶07）

（三）评估

Q 胆道（肝总管）剥离时的难点是什么？

▶ 残余肝侧胆道（肝总管）如果剥离过度的话会导致胆道血流不全，以及胆道壁菲薄化，因此不能过度剥离。

Q 胆道（肝总管）空肠吻合时的难点是什么？

▶ 在空肠上开孔的时候要根据胆道（肝总管）断端的宽度来决定大小。

▶ 胆道（肝总管）空肠吻合只进行一层缝合，因此要把黏膜都准确挑起进行吻合。

Q 胆道（肝总管）空肠吻合的诀窍是什么？

▶ 胆道（肝总管）较粗的情况，在吻合中点穿入线形成三点支撑会更容易操作。

▶ 胆道（肝总管）空肠吻合也有使用连续缝合的情况，胆道（肝总管）较细的情况，为了防止腔道狭窄考虑使用结节缝合。

Focus 5 **重建：c. 十二指肠空肠吻合**

● 本项记载了保留全胃幽门环的胰头十二指肠切除术的相关信息，讲述了十二指肠空肠吻合的手工缝合（Albert-Lembert缝合）方法。

（一）手术的起始点和终点

● 十二指肠空肠的吻合在结肠前面进行。十二指肠空肠吻合部在横结肠系膜孔处不要过于松弛，把胃在垂直足侧能直线化约30cm的尾侧的空肠处进行吻合。用钳子钳住空肠和胃，十二指肠空肠浆膜层的缝合采用结节缝合（图1-3-15）。接着，十二指肠空肠全层缝合尽量在内翻处做连续缝合（图1-3-16）。全层缝合结束后，前壁侧的十二指肠空肠浆膜层缝合采用结节缝合（图1-3-17、图1-3-18）。

（二）手法学习

● **手法的概要**

　　为了防止胃排空延迟，在结肠前通道进行十二指肠上提空肠吻合，吻合部放置在结肠足侧，因此要注意让胃成一条直线。用抓空肠的钳子把空肠拉成一条直线，十二指肠空肠浆膜层缝合从小弯侧用3-0 Monofilament不可吸收缝合线做结节缝合。缝合后，空肠的预吻合部的浆膜用手术电刀切开，再用库伯剪刀剪开全层。

　　切离十二指肠断端后，用4-0 Monofilament可吸收缝合线从大弯侧开始连续做全层缝合。全层缝合结束后，前壁侧十二指肠空肠浆膜层缝合用3-0 Monofilament不可吸收缝合线从小弯侧开始缝合。

● **手法学习的要点**

　　（1）十二指肠空肠吻合在结肠前路进行，吻合部设置在结肠尾侧。
　　（2）切离小网膜方便胃的直线化。
　　（3）吻合阶段在做全层缝合时注意不要过度挑出浆膜。

图1-3-15 十二指肠空肠浆膜筋层的结节缝合

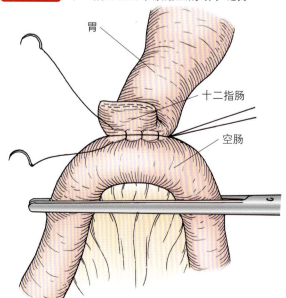

胃
十二指肠
空肠

图1-3-16 十二指肠空肠全层缝合（在内翻处连续缝合）

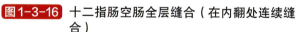
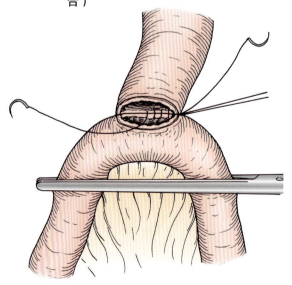

图1-3-17 全层缝合结束后，前壁侧的十二指肠空肠浆膜筋层缝合（结节缝合）

图1-3-18 手术结束时

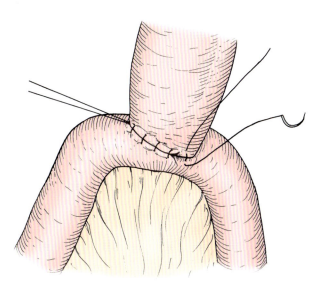

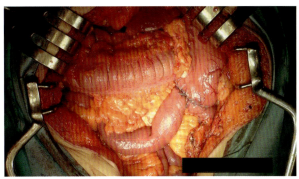

（三）评估

Q 十二指肠空肠吻合的难点是什么？

▶ 残十二指肠空肠吻合为手工缝合，不是非选择机器缝合不可，不过还是要根据实际情况选择不会引起血流障碍的适宜吻合方法。

▶ 关于胰管、胆道（肝总管）空肠吻合中采用的空肠上提，通过结肠的部分和十二指肠吻合部之间不要过度松弛。

▶ 十二指肠和吻合的空肠的弯曲需要注意。

Q 十二指肠空肠吻合的窍门是什么？

▶ 为了防止胃排空延迟，在结肠前把胃的尾侧拉直，把吻合部从结肠设置到尾侧。

▶ 以前除了十二指肠空肠吻合外，还会使用Braun吻合，现在已经不使用了。

▶ 十二指肠空肠全层缝合时除了浆膜、黏膜之外还要留意Pitch和Byte不要缝合过度。

Step ⑬
Knack 腹腔内冲洗，插入导管，闭合腹部

● 使用3000~5000mL的生理盐水冲洗腹腔，确认止血情况。

● 肝肠吻合部后面，以及胰肠吻合部上缘插入闭锁型导管。

● 闭合腹部采用0或者1号的无损伤针Monofilament可吸收缝合线进行。

● 胰头十二指肠切除手术中的意外为术中出血。

术中出血（图1-3-19）

Q 手术中哪个部位比较容易出血？

▶ 术中出血多出现在门静脉、肠系膜上静脉周围。

▶ 把胰头从门静脉、肠系膜上静脉剥离时很容易伤到流入的血管。

▶ 此外，残余胰剥离时也可能会导致门静脉、肠系膜上静脉方向的流入血管受损。

Q 术中出血的原因是什么？

▶ 处剥离胰头时，门静脉、肠系膜上静脉方向的流入血管的结扎和牵引操作导致主干出现裂伤。

▶ 剥离动脉时候连同外膜一同剥离导致动脉壁变脆弱引起出血。

Q 术中出血的预防办法是什么？

▶ 门静脉、肠系膜上静脉周围在剥离的时候，牵引工作必须带着爱护之心小心操作。

▶ 抓门静脉、肠系膜上静脉的时候不要马虎地让镊子等工具拉扯到血管，这点非常重要。

▶ 剥离动脉的时候，在保留了外膜的一层进行剥离操作是非常有必要的。

Q 术中出血的应对方法是什么？

▶ 考虑到门静脉、肠系膜上静脉出血的可能，为了应对出血应该先进行充分的Kocher手法。

▶ 胰头剥离之前先在胰腺头侧的门静脉，尾侧的肠系膜静脉上装上血管环等器具。

▶ 出现术中出血的时候不要着急，先把左手插入胰后面到门静脉、肠系膜上静脉的下方之间（掌握在手中），朝腹侧上提控制出血（图1-3-19）。确认出血点后，选用5-0或6-0无损伤针Monofilament不可吸收缝合线做Z字形缝合。

图1-3-19 术中出血（用左手控制出血）

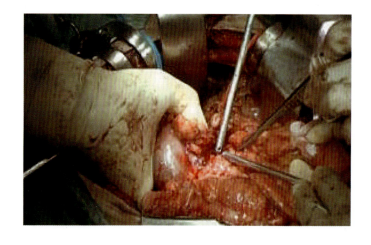

▶门静脉纵向开裂的时候放置门静脉钳，为防止出现狭窄的情况选用5-0或6-0无损伤针Monofilament不可吸收缝合线做连续缝合。

◆ 参考文献

［1］ Motoi F, Egawa S, Rikiyama T, et al: Randomized clinical trial of external stent drainage of the pancreatic duct to reduce postoperative pancreatic fistula after pancreaticojejunostomy. Br J Surg 2012; 99: 524–31.
［2］ Pessaux P, Sauvanet A, Mariette C, et al: External pancreatic duct stent decreases pancreatic fistula rate after pancreaticoduodenectomy: prospective multicenter randomized trial. Ann Surg 2011; 253: 879–85.
［3］ Suzuki S, Kaji S, Koike N, et al: Pancreaticojejunostomy of duct to mucosa anastomosis can be performed more safely without than with a stenting tube. Am J Surg 2009; 198: 51–4.
［4］ Tani M, Terasawa H, Kawai M, et al: Improvement of delayed gastric emptying in pylorus–preserving pancreaticoduodenectomy: results of a prospective, randomized, controlled trial. Ann Surg 2006; 243: 316–20.

专 栏

【 学习胰头十二指肠切除术 】

胰头十二指肠切除术是以消化外科为目标的外科医生们的终极手术之一，需要掌握各领域的知识和技术，一旦出现术后并发症很可能会恶化成重症。

远端胆道癌一般没有像胰腺癌那样必须要做神经丛廓清等工作，从另一方面来看，因为多为正常胰腺，因此胰瘘的发病率很高。

为了预防胰瘘的发生，人们采用了各种各样的方法，本章提到的概念也是其中之一，连同手法一起希望能有所帮助。

虽然作者们已经尽力把自身以往的经验都记录于本章中，胰管空肠吻合中也会实施无支架法，但在日本很多医院会选择实施丢失支架法。不过，和有没有支架没有关系，各医院考虑的是基于以往经验的最安全实在的方法。

因此，一名外科医生对每一例病例都要带着真挚的态度应对。反省和反复讨论是外科医生必须要有的工作态度。手术会出现各种各样的情况和意外，提前准备多种应对处理方法是非常重要的。希望大家能成为把技术运用到实操中的外科医生，而不是仅限于书桌上的理论。

第4节　用于治疗胆囊癌的肝切除术和胰头十二指肠切除术

坂田 純，堅田朋大，廣瀬雄己，若井俊文 新潟大学大学院医歯学総合研究科消化器・一般外科学分野

> **⚠ 手术手法学习要点**
>
> 1. 胆囊癌在往其他脏器扩散之前的 T2 病变（浆膜下层或是胆囊床部筋膜层周围结缔组织受到浸润）阶段，已经有约半数（40%~50%）病例的淋巴结转移为阳性。淋巴行性进展是进行胆囊癌的主要进展形式，在对其做根治切除的时候，需要注意包含需要保留的脏器、组织以外的区域淋巴结（肝十二指肠系膜内、肝总动脉干、胰头上后部淋巴结）在内的组织应做 En bloc 式摘除，实施淋巴结廓清是非常重要的操作。
> 2. 关于肝切除的范围，预防性地扩大肝切除范围可以控制血行性微小肝转移的说法并没有根据。肝切除的主要目的是，确保肝切离边缘阴性；肝内直接浸润部和自其癌浸润先进部 2cm 以内的 Glisson 鞘浸润灶（淋巴行性进展为主体）的切除。根据病灶的进展范围，选择胆囊床切除术、肝 S4A+S5 切除术、扩大右肝切除术等手术。
> 3. 关于是否实施预防性肝外胆道切除的报道多为否定，但是疑似胆道有癌浸润的情况，肝十二指肠系膜内有明显的淋巴结转移的情况、肝十二指肠系膜内的间质方向疑似有癌浸润的情况，为了能完成不残留癌细胞的手术建议和肝外胆道切除一同实施。

 一　术前

（一）手术的选择（临床诊断）

1. 适应证

【胆囊床切除术】

- 局部进展为停留至浆膜下层或是胆囊床部筋膜层周围结缔组织的T2胆囊癌。
- 肝内进展相对轻度的T3胆囊癌（无肝脏以外的脏器方向的进展，或是即使存在进展也属于轻度进展的病例）。

【扩大右肝切除术】

- 在肝门部肝右叶的脉管、胆道方向有浸润情况的病例。
- 肝内高度进展的病例。

【胰头十二指肠切除术】

- 胃、十二指肠、胰腺方向存在直接浸润的病例。
- 胰头周围淋巴结高度转移的病例。

2. 禁忌证

【胆囊床切除术】

- 远处转移（血行性肝转移、腹膜播种、远端淋巴结转移等）的病例，原则上不具备根治性切除的手术指征。
- 肝十二指肠系膜内方向存在高度进展（肝固有动脉方向的浸润等）的病例。
- 根据病灶的进展范围认为是患者无法承受根治性切除的病例。也有选择缩小手术［T2胆囊癌适用的全层胆囊摘除术+胆囊管（No.12c）、胆道（No.12b)淋巴结的廓清等］的情况。

（二）手术时的体位和器械（图1-4-1）

- 体位为仰卧位（图1-4-1）。
- 两侧肋弓使用Kent钩（Kent式牵引牵开器）上提至头侧。展开手术视野时，为了更方便地对肝脏和小肠等器官做压排、保持工作而使用牵开器（牵开器支撑装置）（图1-4-2）。
- 除了通常用的手术电刀，在切离肝实质和组织的时候还会使用能量器械（CUSA EXcel，超声波凝固切开装置，LigaSure™等）。
- 术中超声检查用的装置要把本体和探针都准备好。

（三）腹壁切口（图1-4-3）

- 从剑突下方到脐部上方的范围内做上腹部正中切口再往右横切，做反L字形切口切开腹部。胆囊床切除术的情况，如果患者体形较瘦也可以只做上腹部正中切开。

图1-4-1 体位和器械

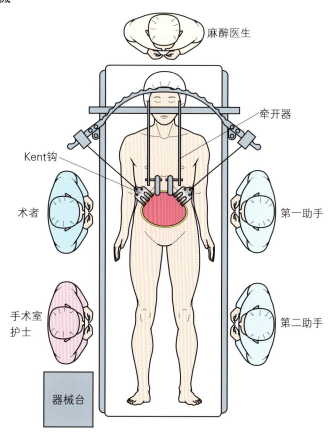

图1-4-2 确保手术视野

用 Kent 钩(Kent 式牵引牵开器)把两侧肋弓往头侧方向牵引，然后马上在头侧用布置好的牵开器(牵开器支撑装置)压排、保持肝脏和小肠等器官，确保手术视野

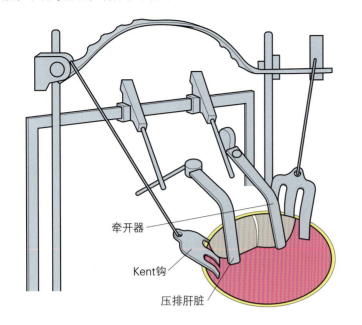

牵开器

Kent钩

压排肝脏

图1-4-3 开腹切口和闭合腹部时的管道放置

（①肝切离面；② Winslow 孔；③胰空肠吻合部前面 ）

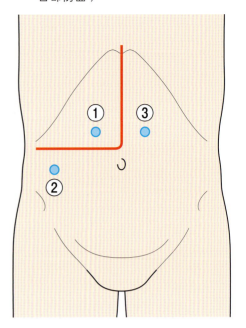

- 用Kent钩钩住两侧肋弓，把肋骨弓往头侧上提。
- 肝圆韧带在肚脐附近切离，抓住肝侧断端做牵引用。
- 关于导管，胆囊床切除术时放置在右侧腹部肝切离面和Winslow孔里，扩大右肝切除术时在右横膈膜下方至肝切离面和Winslow孔里分别插一根闭锁式的导管（图1-4-3）。实施胰头十二指肠切除术时，加上前面的导管，在正中切口左侧胰空肠吻合部前面再加一根闭锁式导管（图1-4-3）。

（四）围术期的工作要点

1. 术前

- 对于阻塞性黄疸，研究报道称经皮经肝胆道引流引起肿瘤类腹膜播种的风险较高，因此首先选择内镜胆道引流。再加上，把握胆汁的流出情况在导管出现意外的时候就能够迅速应对，所以原则上选择内镜经鼻胆道引流。此外，带着阻塞性黄疸的胆囊癌中必须要做扩大右肝切除术的病例很多，因此作为残肝侧的肝左叶的引流操作也很多。
- 实施胆道引流的病例在引流之前一定要实施MDCT（Multi-detector row CT）。引流导管放置后导管带来的人工造物使得病灶进展范围的诊断变得困难。
- 胆道引流的病例，根据维持肝肠循环、促进肝再生、术后的肠道细菌易位（Bacterial translocation）预防等观点，外瘘胆汁将通过内服的方式还原。每周做一次胆汁的监视培养检查，在被检测出的细菌里有感受性的抗生素在术中至术后投药。因为胆汁中检测出的细菌有很大可能就是引起术后感染性并发症的病原体。
- 根据术后感染性并发症预防的观点，使用抗生素。
- 计划做扩大右肝切除术的病例要实施CT-volumetry，黄疸肝的残肝容积预测在40%以下时，实施肝右

叶（切除侧）的经皮经肝门静脉栓子手术。减黄后（血清总胆红素值小于20mg/dL）实施ICG检查，结合CT-volumetry的残肝容积预测结果评估患者对手术的承受能力。

2. 术后

- 关于血液检查，术后按照第1、第2、第3、第5、第7天的间隔做血常规、生化、凝血功能检查，尽量在早期就发现术后并发症。术后第7天后，根据需要做血液检查。

- 导管排液的性状和排量每天都要检查。胰头十二指肠切除术的病例，按术后第1、第3、第5天的间隔测定导管排液中的淀粉酶。此外，导管排液的监控培养检查在术后第3~5天进行。

- 术后的血液检查中肝酶素出现逐渐减少的倾向或总胆红素值出现急剧上升的情况，为了评估是否存在门静脉血栓或是感染灶，需要做腹部超声波检查或是腹部造影CT检查。即使没有这些异常情况，术后第7天也要做腹部造影CT检查，确认是否存在胆汁漏、腹腔内肿瘤、胰瘘、门静脉血栓、假性动脉瘤、有无胸水等情况。

- 导管的性状为浆液性，在CT检查中无胆汁漏、腹腔内肿瘤、胰瘘等可疑诊断，且导管排液的培养检查为阴性（涂抹）的话可以拔去导管。有胆汁漏、腹腔内肿瘤、胰瘘等可疑诊断的情况，术后第7天开始更换导管，把导管调整到合适的位置。已经放置在患者体内的导管若是有引流不良的部位，可以考虑经皮穿刺或是开腹引流。

- 术后第1~2天开始让患者摄取水分，术后第3~5天开始恢复进食。胰头十二指肠切除手术后需要限制脂肪的摄入。此外，扩大右肝切除病例或者高龄者在术后早期难以恢复进食的病例，在术中放置肠瘘，术后早期就开始经肠补充营养。引流不良的被诊断为胰瘘的情况需要断食，早期就选择引流。胃排空延迟（Delayed gastric emptying）的情况选择断食，考虑插入经鼻胃管。

二 手术操作

（一）手术顺序的注意点

- 胆囊癌的进展方式较为多样，根据术前影像和术中诊断选择适合的根治术式来应对各种病例的病灶诊断（进展方式）。

- 作者们所在的机构治疗胆囊癌的基本术式为胆囊床切除+肝外胆道切除+胆囊摘除+区域淋巴结廓清（Glenn手术变法），首先在下文初次展示这些手术的步骤。

- 肝右叶的脉管、胆道方向的浸润和高度肝内进展的情况，在本术式的基础上再追加扩大右肝切除术。

- 胃、十二指肠、胰头方向的直接浸润或高度胰头周围淋巴结转移的情况，在本术式的基础上追加胰头十二指肠切除术。

- 其他的，如横结肠或网膜方向存在浸润的情况，为了确保切离边缘，需要进行结肠部分切除术或网膜切除术。对于门静脉浸润阳性的病例，如果被判断为能够进行无癌残留的根治性切除术的话要合并进行切除、重建。

- 术前、术中诊断中肝十二指肠系膜或肝外胆道方向的癌浸润为阴性并且淋巴结转移为阴性的情况，可以考虑保留肝外胆道。

（二）实际手术顺序

【Ⅰ. 胆囊癌治疗用肝切除术（胆囊床切除术或扩大右肝切除手术）】

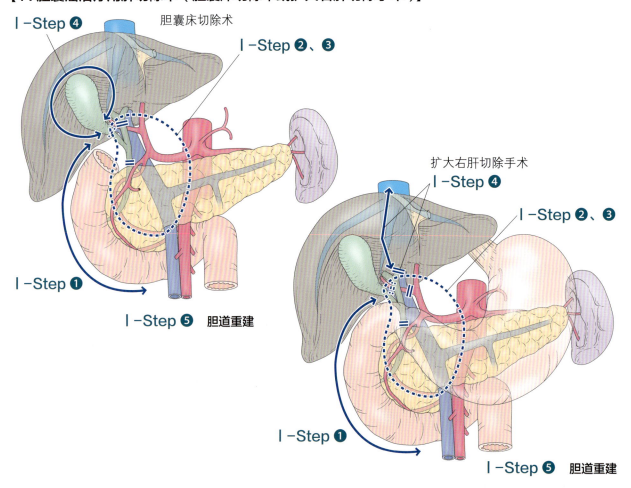

Ⅰ-Step ❹

胆囊床切除术

Ⅰ-Step ❷、❸

Ⅰ-Step ❶

Ⅰ-Step ❺　胆道重建

扩大右肝切除手术
Ⅰ-Step ❹

Ⅰ-Step ❷、❸

Ⅰ-Step ❶

Ⅰ-Step ❺　胆道重建

Focus 是通过该项可掌握的手法（后有描述）

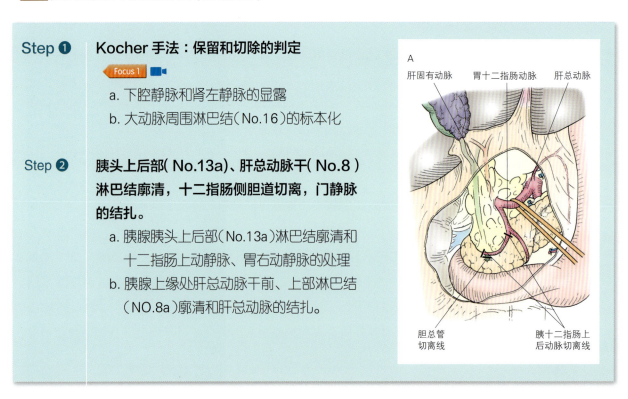

Step ❶	**Kocher 手法：保留和切除的判定**
	Focus 1 ▶
	a. 下腔静脉和肾左静脉的显露
	b. 大动脉周围淋巴结（No.16）的标本化
Step ❷	**胰头上后部（No.13a）、肝总动脉干（No.8）淋巴结廓清，十二指肠侧胆道切离，门静脉的结扎。**
	a. 胰腺胰头上后部（No.13a）淋巴结廓清和十二指肠上动静脉、胃右动静脉的处理
	b. 胰腺上缘处肝总动脉干前、上部淋巴结（NO.8a）廓清和肝总动脉的结扎。

A

肝固有动脉　　胃十二指肠动脉　　肝总动脉

胆总管切离线　　胰十二指肠上后动脉切离线

c. 胃十二指肠动脉的显露和胰十二指肠后上动脉的结扎、切离(**图A**)

d. 十二指肠侧胆道(胆总管)的切离

e. 门静脉结扎和腹腔动脉周围淋巴结(No.9)的右侧、肝总动脉干后部淋巴结(No.8p)廓清完成(**图B**)

Step ❸ **肝十二指肠系膜内淋巴结(No.12)的廓清**

Focus 3 📹

a. 肝动脉淋巴结(No.12a)的廓清和肝固有动脉,以及肝左、中、右动脉的结扎(**图C**)

b. 门静脉淋巴结(No.12p)的廓清

Step ❹ **肝门部处理和肝切离**

【胆囊床切除术】 Focus 4 📹

a. 肝右动脉起的肝总管的游离和胆囊动脉的结扎切离,以及胆囊管淋巴结(No.12c)的廓清

b. 确保癌浸润先进部起2cm的肝切离边缘的肝实质切离

c. 前区Glisson鞘的显露和胆囊板的切离

d. 肝总管在左右肝管合流部正下切离并提取标本(**图D**)

【扩大右肝切除术】 Focus 5 📹

a. 肝右动脉起始部的结扎、切离,以及门静脉右支起始部的切离和断端处理

b. 肝右叶和尾状叶的松动,以及肝短静脉的处理

c. 肝实质切离:头侧沿着Cantlie线离断,尾侧确保自癌浸润先进部2cm的切离边缘的S4a区域的切离

d. 肝右静脉的切离和断端的处理

e. 左肝管的切离和提取标本

Step ❺ **胆道重建***

a. 肝管空肠吻合

b. 空肠空肠吻合

*: 此处为手法的要领,用(Knack)表示。

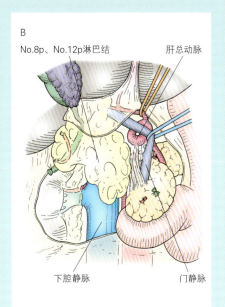

B

No.8p、No.12p淋巴结　　肝总动脉

下腔静脉　　门静脉

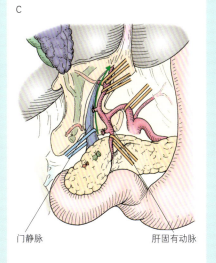

C

门静脉　　肝固有动脉

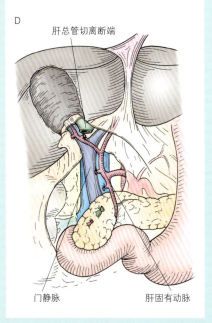

D

肝总管切离断端

门静脉　　肝固有动脉

【 II. 胆囊癌治疗用胆囊床切除术 + 胰头十二指肠切除术 】

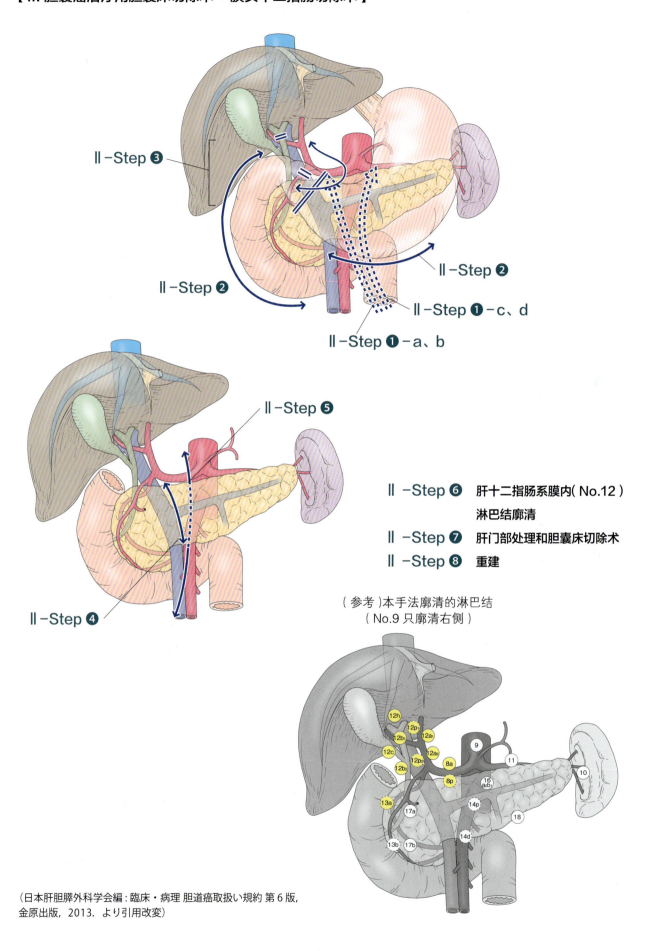

II-Step ❸

II-Step ❷

II-Step ❷

II-Step ❶-c、d

II-Step ❶-a、b

II-Step ❺

II-Step ❹

II-Step ❻　肝十二指肠系膜内（No.12）
　　　　　　淋巴结廓清
II-Step ❼　肝门部处理和胆囊床切除术
II-Step ❽　重建

（参考）本手法廓清的淋巴结
（No.9 只廓清右侧）

（日本肝胆膵外科学会編：臨床・病理 胆道癌取扱い規約 第 6 版，
金原出版，2013. より引用改変）

Step ❶ 左后方靠近：保留和切除的判定、肠系膜上动脉淋巴结(No.14)的廓清 Focus 6 ▶

　　a. 下腔静脉和肾左静脉的显露，大动脉周围淋巴结（No.16）的标本化

　　b. 肠系膜上动脉起始部的确认

　　c. 胰十二指肠下动脉、第一空肠动静脉的结扎、切离和肠系膜上动脉左缘开始的后方的廓清

　　d. 切离空肠

Step ❷ 黏液囊开放，后腹膜开始的十二指肠游离和肠系膜上静脉的暴露、结扎*

Step ❸ 切离胃，肝总动脉干淋巴结(No.8)的廓清，门静脉的显露、结扎，胃十二指肠动脉的结扎、切离*

Step ❹ 切离胰腺*

Step ❺ 肠系膜上静脉周围的廓清，肠系膜上动脉右缘的廓清*

Step ❻ 肝十二指肠系膜内淋巴结(No.12)的廓清（参照"胆囊癌治疗用肝切除术"）

　　a. 肝的脱离

　　b. 切离肝右静脉

　　c. 切离肝侧胆道和摘出标本

Step ❼ 肝门部的处理和胆囊床切除术(参照"胆囊癌治疗用肝切除术"）

Step ❽ 重建*

　　a. 胰 – 空肠吻合（Blumgart 变法）

　　b. 肝 – 空肠吻合

　　c. 胃 – 空肠吻合

　　*：此处为手法的要领，用（ Knack ）表示。

【I. 胆囊癌治疗用肝切除术】

Step ❶

Focus 1 Kocher 手法：保留和切除的判定

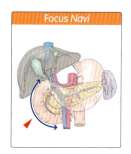

（一）手术的起始点和终点（图1-4-4）

● 正确做出保留和切除的术中评估。

● 为了后面的区域淋巴结廓清能够安全适度地进行，需要进行充分的Kocher手法。

● 大动脉周围淋巴结进行标本化。

图1-4-4 Kocher 手法

a：Kocher 手法开始（后腹膜切开线）
b：大动脉周围淋巴结标本化结束

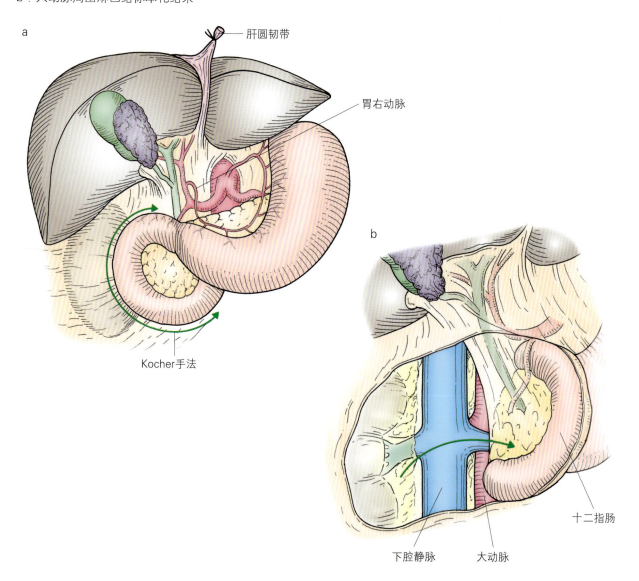

a

肝圆韧带

胃右动脉

Kocher手法

b

十二指肠

下腔静脉　　大动脉

（二）手法学习

> ● **手法的概要**
>
> 　　首先探查是否存在腹膜播种或肝转移，以及原发灶周围脏器方向的浸润程度。将Kocher手法进行到大动脉左缘，把胰头完全从后腹膜游离出来。评估是否存在区域淋巴结转移，同时把大动脉周围的淋巴结标本化（■◀ ⑭ ）。
>
> ● **手法学习的要点**
>
> （1）开腹后，通过视诊、触诊或术中超声检查探查是否存在腹膜播种或肝转移，以及原发灶周围脏器方向的浸润程度。
>
> （2）沿着十二指肠下行脚外缘切开后腹膜（图1-4-4a），将Kocher手法进行到大动脉左缘，把胰头完全从后腹膜游离出来。肾左静脉处头侧在下腔静脉外膜显露层进行剥离。左侧、头侧剥离至肠系膜上动脉和腹腔动脉主干的起始部附近。通过视诊、触诊评估是否存在大动脉周围淋巴结或区域淋巴结的转移，同时把大动脉周围淋巴结标本化并在术中进行快速病理组织检查，确认是否存在转移（图1-4-4b）。

■◀ ⑭

扫视频目录页二维码

（视频时间 02 : 31）

（三）评估

Q 腹膜播种或肝转移的情况只要发现其中一项是否就需要判定为非切除场合？

▶ 如果确认了存在腹膜转移或肝转移等远处转移灶的话，一般会中止根治性切除术，转为非切除处理。原发灶旁边的少数肝转移灶，考虑患者对手术的承受能力，肉眼可判断的无癌残留的安全手术的可能性，以及其他的无预后不良等条件之后再判断是否实施根治性切除术（包含原发灶和转移灶的肝切除术）。

Q Kocher 手法的注意点是什么？

▶ 沿着十二指肠下行脚外缘切开后腹膜，沿着十二指肠壁进行剥离。适度压迫剥离层就会出现稀疏的结缔组织层，因此，此处用手术电刀切离。

▶ 背侧如果能看透下腔静脉那就再深入一层，之后沿着下腔静脉外膜进行剥离。此层也一样，适度压迫后会出现稀疏的结缔组织，因此要把这层切离（图1-4-5）。

▶ 显露肾左静脉，左侧、头侧剥离至肠系膜上动脉和腹腔动脉干的起始部附近，这样后面的区域淋巴结廓清就会变得容易。

Q 大动脉周围淋巴结的标本化在哪个位置进行？ 大动脉周围淋巴结廓清的适用情况是什么？

▶ 实施Kocher手法后，以腹腔动脉干处肠系膜下动脉的范围内（No.16a$_2$~No.16b$_1$）的大动静脉间淋巴结为中心，仔细通过视诊、触诊探查是否存在大动脉周围淋巴结转移。肿大的大动脉周围淋巴结存在的情况，将其标本化并在术中快速进行病理组织检查，确认是否存在转移。

▶ 肾左静脉尾侧的No.16b₁区域的大动静脉间淋巴结多会被标本化。这个时候要通过术前图像把握好大动脉的起始部的位置，以及和肾左静脉之间的位置关系，注意不要伤到肾右动脉。

▶ 大动脉周围淋巴结转移时，如果数量较少，可以在综合考虑患者的手术承受能力、手术侵袭度、可预测的预后等情况之后，追加大动脉周围淋巴结廓清，实施根治性切除术，或是选择不切除。

▶ 作者们所在的机构中，在术中诊断发现明显的区域淋巴结转移的情况（尽可能在术中进行的快速病理组织检查中确认），原则上追加大动脉周围淋巴结（No.16a₂~No.16b₁，大静脉前-大动静脉间-大动脉前淋巴结）的廓清工作。

图1-4-5 沿着下腔静脉剥离

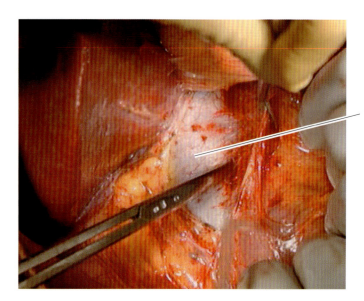

下腔静脉

Step ❷

Focus 2 ▶ 胰头上后部（No.13a）、肝总动脉干（No.8）淋巴结廓清，十二指肠侧胆道切离，门静脉的结扎

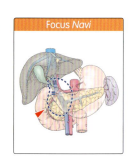
Focus Navi

（一）手术的起始点和终点（图1-4-6）

● 胰头后上部（No.13a）、肝总动脉干（No.8）淋巴结准确廓清。

● 切离十二指肠侧胆道（胆总管）。

图 1-4-6 胰头后上部（No.13a）、肝总动脉干（No.8）淋巴结廓清，切离十二指肠侧胆道，门静脉结扎。

a：胰头后上部（No.13a）生肝总动脉干（No.8）淋巴结的廓清线（图中绿色箭头表示切离线）

b：胰头后上部（No.13a）的廓清

c：肝总动脉 / 肝固有动脉起始部 – 胃十二指肠动脉 – 胰十二指肠后上动脉的显露（图中黑线表示切离线）

d：肝总动脉干后部（No.8p）、门静脉（No.12p）淋巴结的廓清

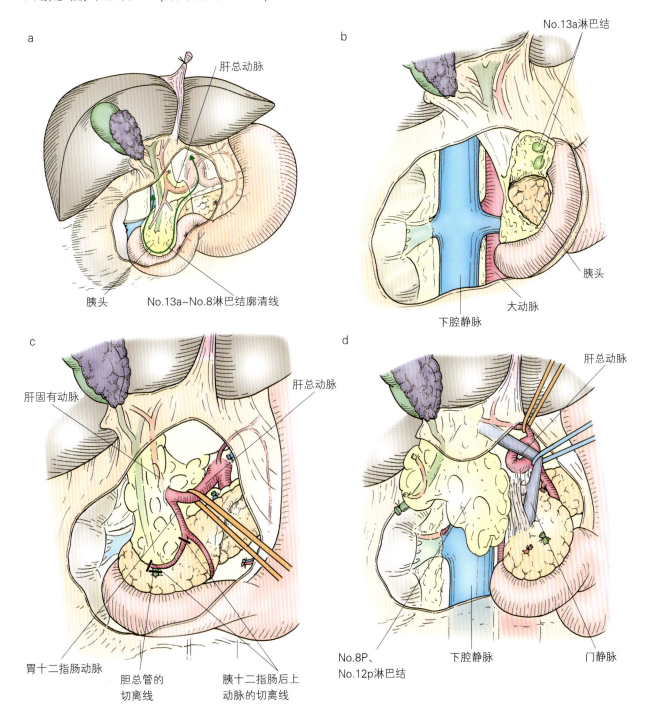

（二）手法学习

◉ **手法的概要**

　　胰头后上部（No.13a）、肝总动脉干（No.8）淋巴结的廓清实施后，切离十二指肠侧胆道（胆总管）（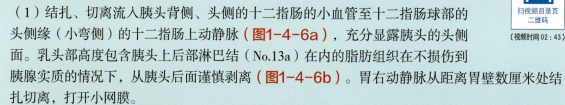15）。

15

扫视频目录页
二维码

（视频时间02：43）

◉ **手法学习的要点**

　　（1）结扎、切离流入胰头背侧、头侧的十二指肠的小血管至十二指肠球部的头侧缘（小弯侧）的十二指肠上动静脉（图1-4-6a），充分显露胰头的头侧面。乳头部高度包含胰头上后部淋巴结（No.13a）在内的脂肪组织在不损伤到胰腺实质的情况下，从胰头后面谨慎剥离（图1-4-6b）。胃右动静脉从距离胃壁数厘米处结扎切离，打开小网膜。

　　（2）胰腺上缘处一边廓清肝总动脉干前、上部淋巴结（No.8a）以及神经丛，一边给肝总动脉绑上胶带。接着从腹侧开始对腹腔动脉周围淋巴结（No.9）的右侧、肝总动脉干后部淋巴结（No.8p）进行尽可能的廓清。紧接着廓清肝总动脉，显露肝固有动脉起始部、胃十二指肠动脉、胰十二指肠后上动脉（图1-4-6c）。在进行这些操作时，提前给在胰头上缘肝固有动脉背侧走行的门静脉绑上胶带。胰十二指肠后上动脉在起始部和靠近胰腺实质的两处做结扎、切离。

　　（3）胰头上缘一边显露胰腺实质一边进行廓清，显露胆总管并绑上胶带。以把横穿过胆总管前面的胰十二指肠后上动脉断端安在切除侧的形式，切离十二指肠侧胆道（胆总管）。胆道的切离断端在术中快速进行病理组织检查，确认是否存在恶性。残存侧的胆道断端用4-0可吸收缝线做连续缝合将其封闭。

　　（4）把十二指肠上提至腹侧、左侧，牵引绑在门静脉上的胶带，开始廓清剩余的胰头后上部淋巴结（No.13a），直至肠系膜上动脉起始部。接着一边暴露胰腺钩部的头侧部，一边向着头侧推进廓清，再接着廓清腹腔动脉周围淋巴结（No.9）的右侧，以及肝总动脉干后部（No.8p）、门静脉（No.12p）淋巴结（图1-4-6d）。这些淋巴结和大动脉周围淋巴结之间的淋巴管等组织分数回结扎、切离。

（三）评估

Q 胰头后上部淋巴结（No.13a）廓清时有必要切离胰十二指肠后上动脉吗？

▶ 胰十二指肠后上动脉通常在胃十二指肠动脉的第一分支，横穿过胆总管前进入胰腺实质。胰十二指肠后上动脉的确定、结扎、切离是能实施精准的胰头后上部淋巴结（No.13a）廓清的指标。

▶ 作者们所在的机构有在廓清胰头后上部淋巴结（No.13a）时保留胰十二指肠后上动脉的病例，该病例在同动脉形成假性瘤造成术后出血。为了防止术后出血还是应该切实结扎、切离胰十二指肠后上动脉。

Q 十二指肠侧胆道（胆总管）的切离部位在哪里?

▶ 肝外胆道切离的病例，如前文所说的在胰头后上部淋巴结（No.13a）廓清时，胰十二指肠后上动脉在起始部和靠近胰腺实质的两处做结扎切离。一边显露胰腺实质，一边进行廓清，这样就能在胰十二指肠后上动脉横穿过胆总管前面的高度，稍微靠十二指肠一侧确定胆总管。在这个高度切离十二指肠侧胆道（胆总管）。

▶ 胆道断端必须在术中快速进行病理组织检查，确认无恶性。断端为恶性诊断阳性的情况，朝着胰腺内剥离、追踪胆道，使断端的恶性诊断转为阴性。

▶ 胆道切离时为了预防感染和播种，千万不要让胆汁漏入腹腔。具体做法为在结扎、切离部位的切除侧，用钳子钳住残存侧，准备好吸引后切离胆道。

Q 肝总动脉干后部淋巴结（No.8p）廓清的窍门是什么?

▶ 胰腺上缘，从腹侧开始无法展开足够的手术视野，肝总动脉干后部淋巴结（No.8p）廓清困难的情况较多。

▶ 切离十二指肠侧胆道（胆总管）后，把胰头上提到腹侧，同时往腹侧牵引已经结扎住的门静脉。胰头后上部淋巴结（No.13a）廓清开始，一边暴露胰腺钩部的头侧部，一边进行廓清，就能连上腹腔动脉周围淋巴结（No.9）的右侧、肝总动脉干后部淋巴结（No.8p）、门静脉淋巴结（No.12p），精准廓清这些淋巴结（图1-4-7）。

▶ 在此视野中，肝总动脉从后腹膜垂直立起，用钳子剥离的时候注意不要伤到肝总动脉。

▶ 这个区域是胆囊癌的淋巴行性进展的主要路线，因此在根治性切除术的时候必须廓清这些淋巴结。

图 1-4-7 胰腺钩部头侧部的显露

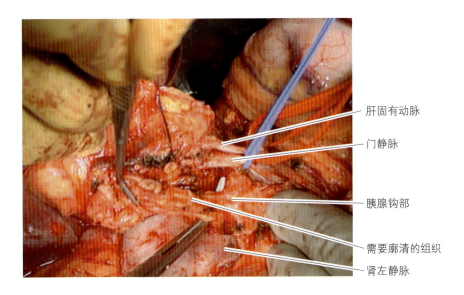

肝固有动脉

门静脉

胰腺钩部

需要廓清的组织

肾左静脉

Step ❸

Focus 3 肝十二指肠系膜内淋巴结（No.12）的廓清

（一）手术的起始点和终点

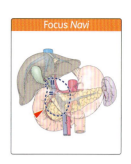

Focus *Navi*

● 肝十二指肠系膜内淋巴结（No.12）做精准的En bloc式廓清。

图 1-4-8 肝十二指肠系膜内淋巴结（No.12）的廓清（图中绿色箭头表示廓清方向）

a：肝固有动脉，沿着肝左动脉在靠近腹侧、左侧处纵向切开脏侧腹膜
b：肝十二指肠系膜内的脂肪组织在靠近门静脉前面左侧处纵向切开

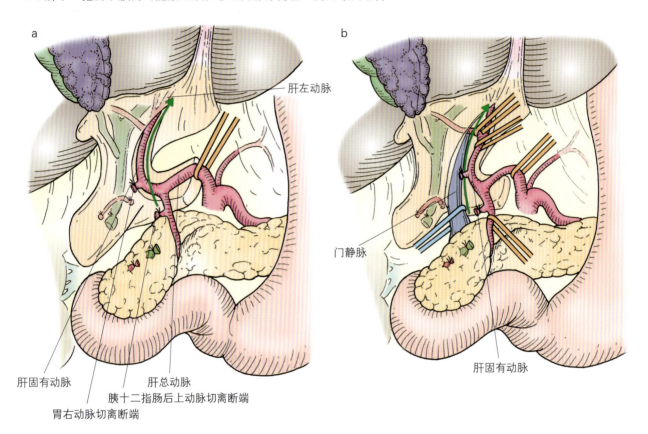

a

肝左动脉

肝固有动脉
肝总动脉
胰十二指肠后上动脉切离断端
胃右动脉切离断端

b

门静脉

肝固有动脉

图 1-4-9 区域淋巴结廓清结束后

胰头后上部淋巴结（No.13a）、肝总动脉干后部淋巴结（No.8p）、门静脉淋巴结（No.12p）廓清后，胰腺钩部的头侧部露出。

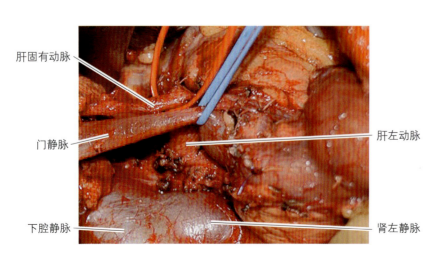

肝固有动脉

门静脉

下腔静脉

肝左动脉

肾左静脉

（二）手法学习

> ⊙ **手法的概要**
>
>   廓清肝十二指肠系膜内淋巴结（No.12）（ 16）。
>
> ⊙ **手法学习的要点**
>
>   （1）肝固有动脉，沿着肝左动脉在靠近腹侧、左侧处纵向切开脏侧腹膜，打
> 开系膜（**图1-4-8a**）。给这些动脉绑上胶带后剥离周围的淋巴结、神经、
> 结缔组织、廓清肝动脉淋巴结（No.12a）。途中在根部结扎切离胃右动脉
> （一次在靠近胃壁处结扎、切离，因此第二次可结束）。确定肝右动脉起始部并绑上胶带。
> 把肝左、中动脉剥离、廓清至肝门流入部。
>
>   （2）肝十二指肠系膜内的脂肪组织在靠近门静脉前面左侧处纵向切开（**图1-4-8b**）。把周
> 围的淋巴结、神经、结缔组织从门静脉上剥离，廓清门静脉淋巴结（No.12p）（**图1-4-
> 9**）。肝侧剥离、廓清至左右门静脉支分叉点。

⏺ 16

[视频播放图标]

扫视频目录页
二维码

（视频时间 02：33）

（三）评估

Q 廓清肝十二指肠系膜内淋巴结（No.12）的窍门是什么？

▶廓清肝十二指肠系膜内淋巴结要按"左右对开"的要领进行（**图1-4-10**）。

▶首先是肝动脉（肝固有动脉至肝左动脉），接着沿着门静脉在远离肿瘤的位置（左侧），避开淋巴
结加上纵向切开。

▶需要保留的肝动脉，沿着外膜全周型显露门静脉后，拉到系膜外，包含淋巴结、淋巴管网在内的剩
余的组织全部和肝外胆道一起做En bloc式摘除，这点非常重要。

▶结束这项操作后，包含已经被En bloc式廓清的淋巴结在内的组织会进入全部从脉管和胰头游离出来
的状态。

图1-4-10 肝十二指肠系膜淋巴结的廓清

a：沿着肝动脉左右对开
b：沿着门静脉左右对开

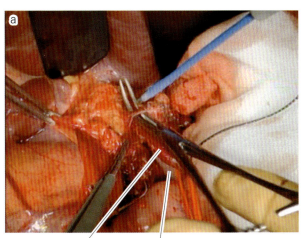

肝固有动脉　　门静脉

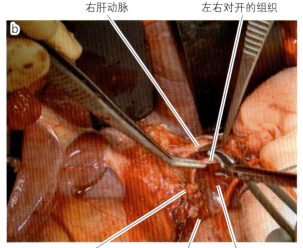

右肝动脉　　　左右对开的组织

廓清组织　　肾左静脉　门静脉

Q 保留肝外胆道的场合廓清肝十二指肠系膜内淋巴结（No.12）的注意点是什么？

▶ 保留肝外胆道的淋巴结廓清，有意识地预防起因于术后胆道缺血的胆道狭窄是非常重要的。

▶ 肝外胆道主要从肝右动脉和胰十二指肠后上动脉接收动脉血的供给。保留肝外胆道的情况通常除了保留的肝右动脉，还要额外保留胰十二指肠后上动脉。

▶ 廓清胆道周围的淋巴结时，在肝右动脉和胰十二指肠后上动脉处也就是3点钟和9点钟处的动脉，以及保留胆道的血管网的那一层进行剥离。

▶ 具体地说，肝外胆道周围留存了一点结缔组织，还有肝外胆道和肝右动脉，以及胰十二指肠后上动脉并未剥离，因此能够预防胆道缺血。

Step ❹

Focus 4 ▶ 肝门部处理和肝切离

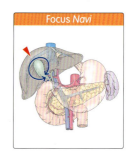

Focus Navi

[胆囊床切除术]

（一）手术的起始点和终点

● 从癌浸润先进部起确保有2cm的肝切离边缘，切除胆囊床。

● 不要损伤需要保留的肝门部脉管，在左右肝管合流部正方切离肝总管。

（二）手法学习

⬤ **手法的概要**

　　沿着肝右动脉廓清淋巴结。确保肝切离边缘切除胆囊床。在左右肝管合流部正下方切离肝总管提取标本（📹🎬⑰）。

⬤ **手法学习的要点**

　（1）沿着肝右动脉，朝肝侧进行廓清。在和肝总管的交叉部分（通常在肝总管的后面）分布着前端较短的胆道动脉支，将其在根部结扎、切离的话肝总管就会从肝右动脉游离出来。胆囊动脉在根部结扎、切离，廓清胆囊管淋巴结（No.12c）。肝侧廓清至右前、后区域动脉支的分叉点（**图1-4-11a、b**）。

　（2）实施术中超声检查，从癌浸润先进部起确保有2cm的肝切离边缘，在肝表面标记肝切离预切线（**图1-4-11c**）。肝中静脉与其合流的分支的走行也需要提前确认。

　（3）肝固有动脉、门静脉用Bulldog夹钳阻断肝流入血，切离肝实质。作者们所在的机构通常用CUSA切离肝实质。切离肝实质后就能到达前区的Glisson鞘主干，因此要一边暴露此处，一边在Glisson鞘方向的移行部切离胆囊板。

　（4）用Bulldog夹钳钳住左右肝胆道合流部正下方，切离肝总管，把标本做En bloc式摘除，结束切除工作（**图1-4-11d**）。

📹⑰

扫视频目录页
二维码

（视频时间02：54）

图 1-4-11 肝门部处理和肝切离：胆囊床切除术

a：胆囊床切除的范围

b：肝门部的淋巴结廓清

c：切除胆囊床时的肝切离预切线（图中绿色箭头：癌浸润先进部起 2cm 外）

d：胆囊床切除结束后

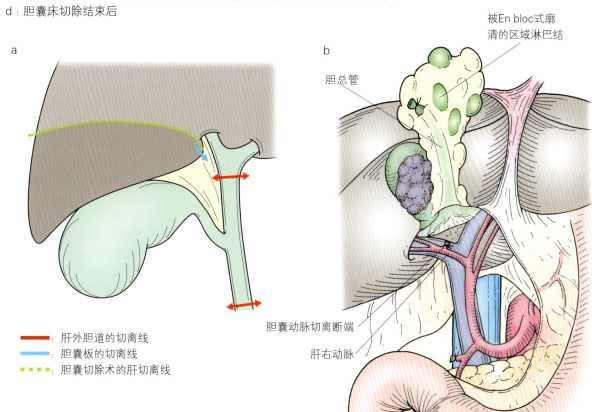

a

被En bloc式廓清的区域淋巴结

b

胆总管

胆囊动脉切离断端

肝右动脉

━━ ：肝外胆道的切离线

━━ ：胆囊板的切离线

╍╍ ：胆囊切除术的肝切离线

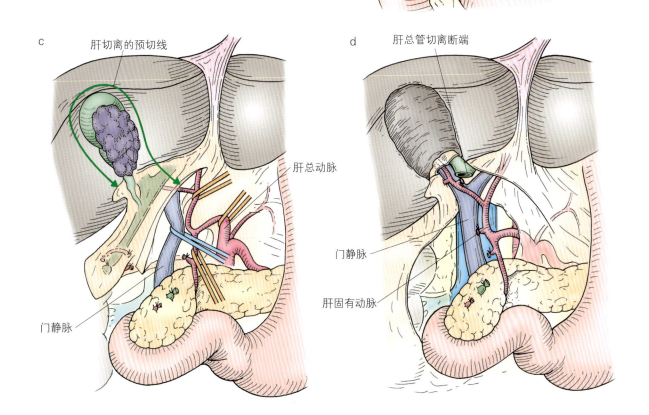

c

肝切离的预切线

肝总动脉

门静脉

d

肝总管切离断端

门静脉

肝固有动脉

（三）评估

Q 胆囊床切除时肝切离面应该如何设定？肝实质切离中的注意点是什么？

▶ 胆囊床切除术的目的是除去肝内直接浸润部位和其癌浸润先进部起2cm以内能确认到的显微镜下的Glisson鞘浸润灶，确保肝切离边缘为阴性。

▶ 作者们所在的机构在关于肝内浸润性阳性的胆囊癌病例的讨论中，所有的显微镜下的Glisson鞘浸润灶分布在肉眼可见的癌浸润先进部起不到2cm的肝实质中，这是理论背景。

▶ 通过术中超声波检查确保癌浸润先进部起2cm的肝切离边缘为阴性，设定切离面。

▶ 切离肝实质时不要靠近胆囊板，到达前区域Glisson鞘主干，一边将其显露，一边把胆囊板在前区域Glisson鞘方向的移行部位切离，这是诀窍。

▶ 在胆囊底部设定2cm的肝切离边缘，颈部则因为有规定要在前区域Glisson鞘主干上，因此不超过2cm。这在肝S4a+S5切除术中也是同样的做法。

Q 作为缩小手术的胆囊全层切除的适用范围和切除时的要点是什么？

▶ 高龄者、低风险病例中疑似T2胆囊癌的情况，也可以不行肝切除术而选择胆囊全层切除术。

▶ 以胆道（No.12b）、胆囊管（No.12c）淋巴结为中心从尾侧开始廓清，然后切离胆囊全层。

▶ 从通常的胆囊摘除术的剥离层（稀疏的结缔组织层）进入肝脏侧，以胆囊板包含在切除侧的形式一边显露肝实质，一边切离胆囊板。不进入肝实质太深，只进入合适的层中，一点一点做钝性剥离也是一种方法。

▶ 出血基本都是来自肝实质，因此需要频繁地进行凝固止血。

▶ 在肝门部切离胆囊板后通常会回到胆囊摘除术的那一层，连上从尾侧开始的廓清线后，切离胆囊管，提取标本。

Q 肝侧胆道的切离部位在哪里？

▶ 廓清淋巴结，游离右肝动脉和肝总管的情况，留下的胆道过长的话有可能会出现缺血引起的狭窄。因此，原则上最好在左右肝管合流部正下方切离胆道。

Step ❹
Focus 5 ▶ 肝门部处理和肝切离
［扩大右肝切除术］

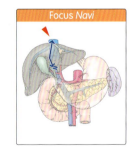
Focus Navi

（一）手术的起始点和终点

● 肝门部的脉管做适合的处理。

● 肝右叶、尾状叶做安全的松动。

● 在无癌症留存的合适的线上切离肝实质。

图 1-4-12 肝门部处理和肝切离：扩大右肝切除术（图中绿色箭头表示肝切离线，红线表示脉管处理部位）

a：扩大右肝切除术中的肝切离预切线（头侧沿着切离线，肝 S4a 领域在癌浸润先进部 2cm 开外）
b：肝右叶松动
c：肝 S4a 切除术时的肝切离线
d：扩大右肝切除术结束后

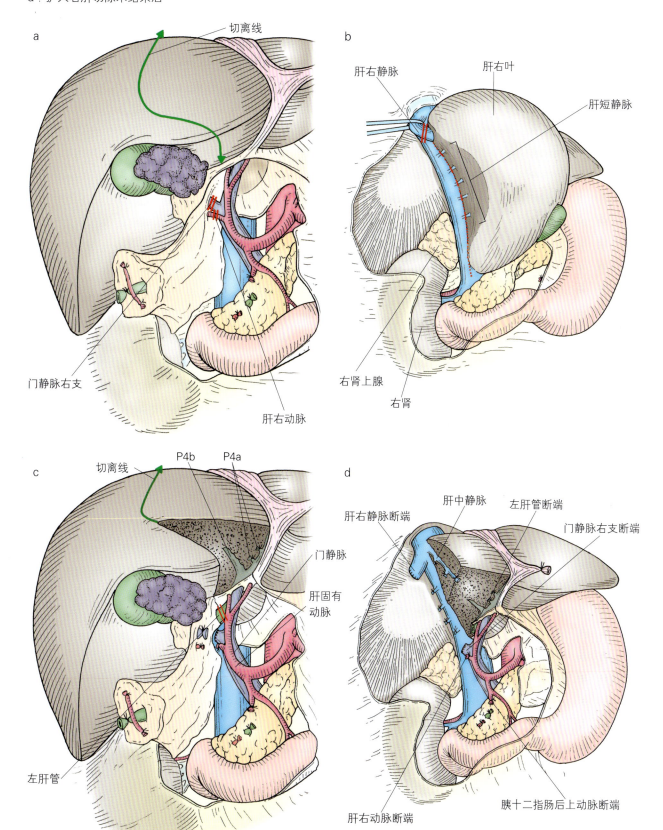

（二）手法学习

◉ 手法的概要

胰高度肝内进展或是伴随着肝右叶的脉管、胆道方向的浸润的胆囊癌需要做扩大右肝切除手术。

◉ 手法学习的要点

（1）对肝右动脉做包含穿刺结扎在内的双重结扎后切离。门静脉左支、右支上绑上胶带。尾状叶全部切除时，从门静脉左支横行部发出的门静脉尾状叶支全部结扎、切离。门静脉右支在起始部切离后做连续缝合闭合切口。此时在Cantlie上会出现切离线（图1-4-12a）。

（2）肝镰状系膜，沿着肝附着部向头侧切离右冠状系膜，显露肝右静脉，肝中、左静脉共同干的下腔静脉流入部。切离右三角系膜和肝肾系膜，剥离Bare area后，把肝右叶往左方松动。然后，剥离右肾上腺和肝脏之间的组织（图1-4-12b）。

（3）到达下腔静脉，从尾侧往头侧，从右往左结扎、切离肝短静脉。肝短静脉的下腔静脉侧断端，如果只做单结扎，结扎线有脱落的危险，因此原则上选择双重结扎或结扎+夹住。较粗的肝短静脉用血管钳钳住后切离，用血管缝合线做连续缝合来闭合切口。

（4）保留左尾状叶时，肝短静脉的处理范围在下腔静脉右侧至前面中央。尾状叶全部切除时，把Arantius韧带在肝左静脉流入部结扎、切离后，从左往右一边处理肝短静脉，一边把Spiegel叶往右脱离。接着，连着右边的脱离，把尾状叶从下腔静脉中完全游离出来。然后，切离右下腔静脉韧带（多数情况存在静脉，因此用血管钳钳夹切离，用连续缝合把断端闭合的情况较多），显露肝右静脉并绑上胶带（图1-4-12b）。

（5）实施术中超声检查，确认癌浸润的范围和肝中静脉的走行。头侧沿着切离线，S4a区域在癌浸润先进部起2cm以外，在肝表面标记肝实质切离预切线。肝直接浸润较严重时，把P4a在门静脉脐部右侧结扎、切离（保留P4b），沿着S4a和S4b之间的切离线进行肝切离（图1-4-12c）。

（6）继续切离肝到达肝中静脉主干，一边显露其右壁，一边对着头侧。尾状叶全部切除时，一边显露肝中静脉后壁，一边朝着Arantius韧带稍微靠腹侧一侧继续切离肝。保留左尾状叶时，沿着肝中静脉右壁朝着下腔静脉中央进行肝切离。用血管钳钳夹肝右静脉后将其切离，用血管缝合线对断端做连续缝合（用自动缝合器切离也可以）（图1-4-12d）。

（7）尾状叶全部切除时，沿着门静脉脐部右缘切离胆道。保留左尾状叶时，在左尾状叶Glisson支的肝门侧切离左肝管，把标本做En bloc式摘除（图1-4-12d）。在术中进行快速病理组织检查，确认无恶性诊断。

（三）评估

Q 门静脉右支的处理应该如何进行？

▶ 能够确保足够长的门静脉右支起始部的情况，对门静脉右支做包含穿刺结扎在内的双重结扎后切离。

▶ 无法确保足够长的门静脉右支起始部的情况，门静脉主干和门静脉左支用血管钳钳夹后切离门静脉右支，把断端在短轴方向做连续缝合来闭合切口。

▶ 进行门静脉栓子手术，门静脉右支起始部旁边存在血栓或栓塞物质时也可以做同样的处理，这样便能确认内腔是否存在血栓。

▶ 门静脉左右分叉点至主干中存在癌浸润的情况，通常在肝实质离断后进行门静脉的切除、重建。重建要通过两点支持，对后壁做管腔内的，对前壁做反复连续缝合。

Q 胆囊癌手术中应该把尾状叶全部切除吗？

▶ 肝门部胆道方向的浸润程度较高，左右肝管几乎被切断的胆囊癌病例，为了能实现无癌留存的根治切除，和肝门部胆道癌一样应该把尾状叶全部切除。另一方面，即使上部胆道存在浸润情况，合流进左肝管的左尾状叶胆道支和癌浸润部位有一定距离时，要考虑保留左尾状叶的可能性。

Step ❺
Knack 胆道重建（ a. 肝管空肠吻合，b. 空肠空肠吻合）

● 胆道重建要把空肠在后结肠通道上提，用Roux-en-Y法实施。

● 在Treitz韧带起约20cm肛门侧的位置，用自动切割闭合器切离空肠。肝管空肠吻合部之前留有足够可以上提的部位。处理边缘动脉，尽可能切开小肠系膜。上提的空肠的切离断端进行浆膜层缝合补牢。结肠中动静脉的右侧在横结肠系膜的无血管区上开一个孔，通过这个孔把切离的空肠的肛门侧上提到肝门部。

● 在上提的空肠的侧壁上开一个比吻合用肝管口径稍微小一点的孔。用5-0 Monofilament可吸收缝合线做全层的连续缝合，对肝管空肠吻合做端侧吻合。

● 肝管空肠吻合部起约40cm的肛门侧，端侧的空肠空肠吻合做Albert-Lembert缝合或层层缝合。为了防止出现内部疝气，要把上提的空肠脚和横结肠系膜用3~4针固定，同时闭合小肠系膜的间隙。

Step ❶

Focus 6 ▸ **左后方靠近：保留和切除的判定、肠系膜上动脉淋巴结(No.14)的廓清**

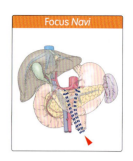

Focus *Navi*

（一）手术的起始点和终点

● 从左后方开始接近肠系膜上动脉，切离第一空肠动脉、胰十二指肠下动脉，廓清肠系膜上动脉淋巴结（No.14）。

图1-4-13 左后方靠近

a：把大动脉周围淋巴结标本化后，把左壁从肠系膜上动脉起始部显露出来
b：显露第一空肠动脉和胰十二指肠下动脉

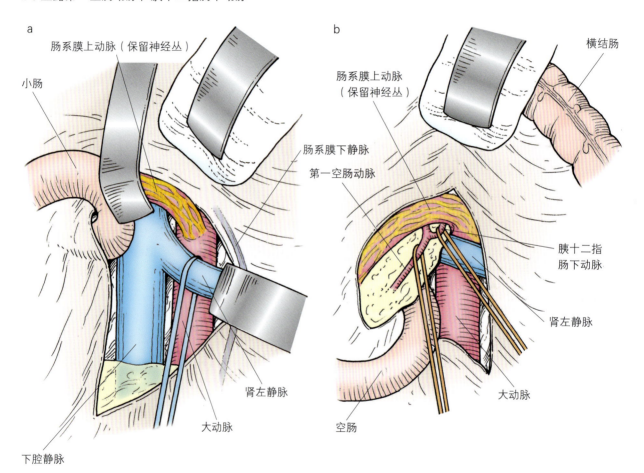

a

肠系膜上动脉（保留神经丛）
小肠
肠系膜下静脉
第一空肠动脉
肾左静脉
大动脉
下腔静脉

b

横结肠
肠系膜上动脉（保留神经丛）
胰十二指肠下动脉
肾左静脉
大动脉
空肠

（二）手法学习

⊙ **手法的概要**

　　胃、十二指肠、胰腺方向的直接浸润或者是高度胰头周围淋巴结转移的胆囊癌病例，除了进行胆囊床切除术还要追加胰头十二指肠切除术。手术的早期阶段从左后方靠近肠系膜上动脉，切离第一空肠动脉和胰十二指肠下动脉，廓清肠系膜上动脉淋巴结（No.14）。

⊙ **手法学习的要点**

　　（1）把横结肠上提至头侧，进一步展开横结肠系膜，切离十二指肠空肠褶皱和Treitz韧带，把上部空肠往右边松动，同时从左边开放后腹膜。下腔静脉壁腹侧朝头侧露出的同时，显露肾左静脉（图1-4-13a）。把大动脉周围淋巴结标本化，进行快速病理组织检查，确认有无转移（详细参照 Focus1 ）。在肾左静脉的头侧，从肠系膜上动脉起始部的后壁露出左壁，作为这之后的廓清的目标点。

　　（2）把上部空肠展开成扇形，通常沿着第二空肠动脉，把小肠系膜朝着肠系膜上动脉左缘切开。胆囊癌病例保留第二空肠动脉。结扎切离第一空肠动脉后，就能肉眼确认第一空肠动脉。而且，在第一空肠动脉和胰十二指肠下动脉形成共同干的情况下，把共同干结扎切离（图1-4-13b）。

　　（3）用自动切割闭合器切离上部空肠。

（三）评估

Q 应该要保留肠系膜上动脉神经丛吗？

▶ 根治性切除的胆囊癌与胰腺癌不同，引起肠系膜上动脉神经丛浸润的可能性比较罕见。因此，为了规避术后腹泻症状等并发症，应该在保留了肠系膜上动脉神经丛的层上进行淋巴结廓清。

Q 左后方靠近有什么优点？

▶ 以往，肠系膜上动脉廓清大多在胰头十二指肠切除术的最终层面上进行。但是，近年来针对浸润性胰管癌，因为伴随着切除胰腺方向的流入血管阻断的出血量的少量减少，确保肠系膜上动脉侧切离边缘，早期判定能否切除成为可能等优点，手术早期就向肠系膜上动脉靠近，也就是先行，优先入路成了主流。

▶ 可以根治性切除的胆囊癌病例和浸润性胰管癌不同，存在肠系膜上动脉周围的癌进展的病例较少。不过出于对出血量的少量减少，还有肿瘤学上的考虑，这也属于合理的方法，因此作者们所在的机构会采用本方法。

▶ 根据胆囊癌的进展范围，通常Kocher手法会进行到大动脉左缘，充分进入，把胰头从后腹膜完全游离，把大动脉周围淋巴结标本化后，从左后方靠近肠系膜上动脉也可以。

Step ❷
Knack 黏液囊开放，后腹膜开始的十二指肠游离和肠系膜上静脉的暴露结扎

- 进行Kocher手法，从十二指肠外侧开始进行剥离操作，连到左侧的后腹膜的剥离层。
- 切离网膜右半部分，打开黏液囊。推进胰头和横结肠系膜之间的剥离进程，连上前面进行了Kocher手法的剥离层。此过程中结扎、切离结肠右副静脉。肠系膜上静脉在胰腺下缘露出后结扎起来。

Step ❸
Knack 切离胃，肝总动脉干淋巴结(No.8)的廓清，门静脉的显露、结扎，胃十二指肠动脉的结扎、切离

- 胆囊癌的进展范围决定胃的切离预切线。在癌浸润部处确保有充足的切离边缘的话，通常行次全胃保留胰头十二指肠切除术。本术式中无法确保充足切离边缘时，选择带有大范围胃切除的古典胰头十二指肠切除手术。
- 前者把胃切离预切线设置在幽门环起约3cm的胃侧，后者在约2/3胃切除的部位。切离预切线的大弯侧和小弯侧处结扎、切离血管的弓形组织，并分别让其露出胃大弯壁、小弯壁。然后用自动切割闭合器切离胃。
- 把切离的胃断端推向左右两边，从胰腺上缘剥离廓清肝总动脉干前、上部淋巴结（No.8a），在这个淋巴结的背侧上的肝总动脉上绑上胶带。腹腔动脉周围淋巴结（No.9）的右侧，肝总动脉干后部淋巴结（No.8p）这两处尽可能地廓清，同时把肝总动脉的剥离往右侧推进,让肝固有动脉起始部和胃十二指肠动脉起始部显露出来，并将它们分别结扎。此外，胰头上缘肝固有动脉背侧走行的门静脉也一起结扎。
- 胃十二指肠动脉用测试用夹确认无肝动脉血流降低后，用4-0 Prolene缝合线做包含穿刺结扎的双重结扎后将其切离。

Step ❹
Knack 切离胰腺

- 剥离肠系膜上静脉至门静脉前面和胰后面之间，在胰脏上绑上胶带。横跨胰腺上缘和胰腺下缘的动脉做结扎，以减少切离胰腺时出血为目的，在胰腺上缘和胰腺下缘穿入4-0 Monofilament可吸收缝合线。
- 胰头侧（切除侧）的胰腺实质用2-0丝线做结扎。肠系膜上静脉前面放置细的小板，为了控制出血，残余胰腺侧的胰腺实质用血管胶带等工具暂时压迫，然后在门静脉左缘附近用手术刀离断胰腺实质。接着给断端止血（用手术电刀等工具凝固或缝合止血），同时解除压迫。
- 从残胰断端的主胰管开口处把胰管导流管插入胰管内。

Step ❺
Knack 肠系膜上静脉周围的廓清，肠系膜上动脉右缘的廓清

● 把十二指肠、胰头往右侧牵引，从肠系膜上静脉至门静脉剥离胰头。从胰头结扎、切离流入门静脉的胰十二指肠后上静脉，以及同侧的数根小静脉。

● 接着，把肠系膜上静脉和门静脉上各自的血管胶带往左侧牵引，同时把胰头往右尾侧牵引，确认被背侧神经丛覆盖的肠系膜上动脉。切离胰头神经丛，在肠系膜上动脉神经丛的保留层推进切离。左后方到肠系膜上动脉背侧前的部分已经廓清结束，因此连在这一部分。

Step ❻
Knack 肝十二指肠系膜内淋巴结(No.12)的廓清

● 接着开始廓清肝十二指肠系膜内淋巴结（No.12）（参照"胆囊癌治疗用肝切除术"一节）。

Step ❼
Knack 肝门部的处理和胆囊床切除术

● 癌浸润先进部起确保2cm的肝切离边缘，切除胆囊床，最后在左右肝管合流部正下切离肝总管，把标本做En bloc式摘除（参照"胆囊癌治疗用肝切除术"一节）。

Knack **重建 [a. 胰空肠吻合（Blumgart 变法），b. 肝管空肠吻合，c. 胃空肠吻合]**

- 重建前的动静脉走行在**图1-4-14**中展示。

- 胰空肠吻合前，先在Winslow孔里提前插入导管，注意不要压到吻合部，有一点压力都不行。此外，为了防止胰瘘造成假性动脉瘤，以胃十二指肠动脉断端为中心把肝圆韧带缠绕在肝固有动脉至肝总动脉上提前固定好。

- 重建用Child变法。用浆膜层缝合闭合自动切割闭合器的空肠切离断端。在结肠中动静脉右侧横结肠系膜的无血管区上开一个孔，把空肠断端上提至后结肠通道。

a. 胰空肠吻合（ Blumgart 变法 ）

- 作者们所在的机构，用水平褥式缝合把胰断端和空肠紧密贴合的基于Blumgart的吻合法的Blumgart变法实施胰空肠吻合。

1. 胰腺实质 – 空肠浆膜层紧贴缝合

- 使用3-0 Prolene缝合线（针长31mm，线长75cm，提前把针摆直）两头针来进行缝合。

- 首先，在空肠浆膜层穿入线，接着从胰腺实质后壁对着前壁穿入针。原则上，主胰管的头侧和尾侧用水平褥式缝合形成各放置一针的状态（**图1-4-15**）。为了把胰腺断端覆盖在空肠上，在脑海里要根据胰腺的厚度脑海里要有合适的宽度，有必要在空肠的浆膜层运针。

2. 胰管胰腺实质 – 空肠全层缝合

- 针线为5-0 Monofilament可吸收缝合线。先在胰管胰腺实质的前壁上穿入3针，提前展开主胰管。

- 在小肠开一个小孔，在后壁穿入5针，包括两端，胰管胰腺实质，空肠全层按顺序穿入。插入胰管导管，诱导到上提的空肠断端。接着，轻柔地拉扯刚才穿入的3-0 Prolene缝合线，把空肠靠往胰腺断端，后壁的线结扎。胰管导管在后壁中央的线上结扎固定。然后，把胰管胰腺实质前壁上的针线加上空肠全层前壁上的（合计8针的程度）一起结扎（**图1-4-16**）。

3. 紧贴缝合结束

- 把3-0 Prolene缝合线穿在胰腺贯通部对侧的空肠浆膜层上（**图1-4-17a**），结扎各自的线，结束吻合（**图1-4-17b**）。

b. 肝管空肠吻合

- 在不给胰空肠吻合部造成压力的前提下，在吻合部约15cm的肛门侧，用5-0 Monofilament可吸收缝合线做全层的连续缝合，进行端侧吻合的肝管空肠吻合。

c. 胃空肠吻合

- 肝管空肠吻合部约40cm的肛门侧，对端侧的胃空肠吻合做Albert-Lembert缝合或层层缝合。为了预防内部疝气，要一边固定上提的空肠脚和横结肠系膜，一边闭合小肠系膜的空隙。

图 1-4-14 重建前的血管走行

胆囊床切除部　肝总管断端　肝右动脉　肝左动脉　肝固有动脉　胃十二指肠动脉断端

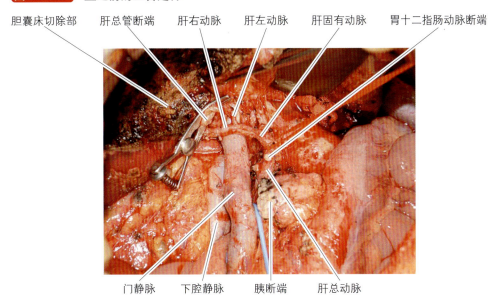

门静脉　下腔静脉　胰断端　肝总动脉

图 1-4-15 胰腺实质 – 空肠浆膜筋层紧贴吻合

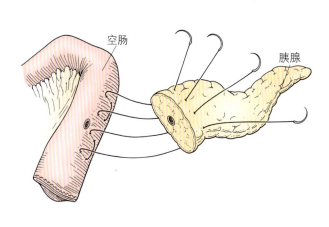

空肠　　　　胰腺

图 1-4-16 胰管胰腺实质 – 空肠全层缝合

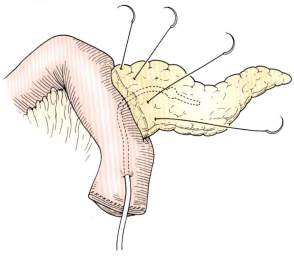

图 1-4-17 结束密切缝合

a：3–0 Prolene 缝合线的运针
b：缝合结束时

a

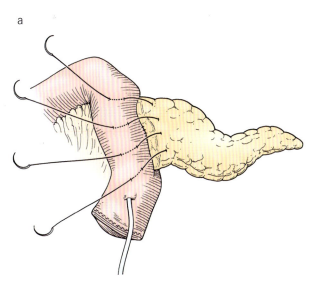

b

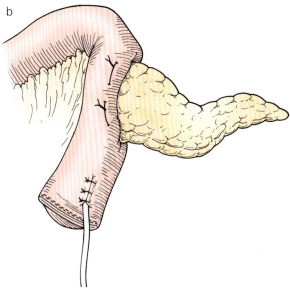

（一）胰头后部淋巴结（No.13a）廓清时的出血和胰腺损伤

Q 如何减少胰头后部淋巴结（No.13a）廓清时的出血和胰腺损伤？

▶ 胰头后部淋巴结（No.13a）廓清中，从胰头后部的胰腺实质起包含淋巴结在内的脂肪组织需要剥离。此处除了胰头后部的脉管的弓形组织之外，流入胰内的小血管分布丰富，剥离时对这些地方造成损伤就是出血的原因。此外，对廓清的组织和胰腺实质的交界线的误判导致剥离到胰腺实质附近，会造成胰腺实质损伤。

▶ 首先，结扎、切离流入靠近胰头背侧十二指肠壁的小血管，接着结扎、切离十二指肠上动静脉，把胰腺实质显露在胰头的头侧部。此处作为剥离厚度的记号，沿着胰腺实质谨慎地剥离包含淋巴结在内的脂肪组织。剥离的时候，手法要细腻，注意不要伤到胰头后部的脉管弓形组织、小血管，认真地结扎、切离小血管。

▶ 剥离廓清组织和胰腺实质之间时，伸入钳子时若感到有阻力，那很可能是进入了胰腺实质，此时绝不能强行操作。切入胰腺实质的话不但会造成出血，还可能会造成术后胰瘘，此处要特别注意。

▶ 出血量增多的话，手术视野会变差，剥离层的判断很可能会出错，出血的时候必须认真止血。若是小血管出血用凝固或者是结扎的止血手段成功率较高，不过如果是胰腺实质损伤时的出血点，则要用针线做Z字形缝合止血。

（二）胆囊床切除时的胆囊板切离带来的肝右动脉损伤

Q 胆囊板切离后的动脉性出血应如何处理？

▶ 在胆囊床切除的最终层面，要在肝门部把胆囊板一边往眼前拉出，一边切离，正背侧的Calot三角区上分布着肝右动脉。

▶ 剥离胆囊板，用钳子捞起后切离，此时如果不慎在组织上捞得太深，胆囊板的正背侧上走行的肝右动脉可能会受损。

▶ 切离胆囊板之前提前保护肝右动脉，这对避免对基层造成损伤起着重要作用。

▶ 万一出现损伤的情况，通过结扎、切离止血。胆囊床切除通常会保留肝门板，因此肝门板内走行的肝左右动脉的交通支也会保留，基本上不会有什么问题。

◆ 参考文献

[1] Wakai T, Shirai Y, Sakata J, et al: Mode of hepatic spread from gallbladder carcinoma: an immunohistochemical analysis of 42 hepatectomized specimens. Am J Surg Pathol 2010; 34: 65–74.

[2] Shirai Y, Ohtani T, Tsukada K, et al: Combined pancreaticoduodenectomy and hepatectomy for patients with locally advanced gallbladder carcinoma: long term results. Cancer 1997; 80: 1904–1909.

[3] Sakata J, Shirai Y, Wakai T, et al: Number of positive lymph nodes independently determines the prognosis after resection in patients with gallbladder carcinoma. Ann Surg Oncol 2010; 17: 1831–1840.

[4] Sakata J, Kobayashi T, Tajima Y, et al: Relevance of dissection of the posterior superior pancreaticoduodenal lymph nodes in gallbladder carcinoma. Ann Surg Oncol 2017; 24: 2474‐2481.

[5] Shirai Y, Wakai T, Hatakeyama K: Radical lymph node dissection for gallbladder cancer: indications and limitations. Surg Oncol Clin N Am 2007; 16: 221–232.

专栏

【针对胆囊癌的标准术式？】

为了能够在胆囊癌的治疗中取得长期良好的成绩，唯一的治疗方法是无癌症残留的外科切除（R0）。关于胆囊癌的治疗，和其他主要的消化器官癌症不同，手术病例数有限，存在前诊断非常困难的病例，解剖学上的特殊性，以及生物学上的高度恶性等因素导致其具有多样的进展方式，所以证据等级高的报道非常少。黏膜内癌的治疗（胆囊管断端为阴性的话）采用胆囊摘除手术就已经足够，关于这点虽然没有反对意见，不过就连成为根治切除对象最多次的 pT2 胆囊癌，关于其切除术式、肝切除范围、淋巴结廓清范围、肝外胆道切除的合并实施的有无等问题，全世界范围内都没有明确的结论。在各家机构收集的病例，通过多机构合作不断解决未解决的问题应该就是在胆囊癌手术领域一直提交着优秀报道的日本的胆道外科医生们今后的课题吧。

第 2 章 | 胰腺

第 1 节 用于治疗胰头癌的胰头十二指肠切除术

小野 嘉大[*1]，井上 陽介[*1]，高橋 祐[*1]，齋浦 明夫[*2]

[*1] がん研有明病院消化器センター肝・胆・膵外科

[*2] 順天堂大学医学部附属順天堂医院肝・胆・膵外科

⚠ 手法学习要点

1. 解剖的理解：想要完成胰头十二指肠切除术就必须了解腹腔动脉、肠系膜上动脉、门静脉系的血管解剖，手术前应多次查阅 CT 图像，把握好相关知识。

2. 廓清程度的选择：虽然是胰头十二指肠切除术，但是根据疾病和病变位置的不同，需要切除的范围也不同。作者们在手术中把廓清程度的高低分为多个水平。

3. 重建的定型化：重建方法基本没什么不同，因此可以把重建方法定型化让大家都能学会该方法。

缩略语一览

- **CHA**：Common hepatic artery，肝总动脉
- **CA**：Celiac artery，腹腔动脉
- **SMA**：Superior mesenteric artery，肠系膜上动脉
- **IVC**：Inferior vena cava，下腔静脉
- **SMV**：Superior mesenteric vein，肠系膜上静脉
- **PV**：Portal vein，门静脉

 一 术前

（一）手术的选择（临床诊断）

● 本手术适用于胰头至胰体的原发性胰腺癌、转移性胰腺癌、胰腺导管内乳头状黏液肿瘤（IPMN）、良恶交界性肿瘤，以及胆道癌、Vater乳头癌、十二指肠癌等病例。IPMN和良恶性交界性肿瘤、不需要廓清的转移性胰腺癌等病例会进行保留幽门环的胰头十二指肠切除术，不过作者们所在的机构基本上都是做次全胃保留胰头十二指肠切除术（SSPPD）。下面会详细讲述SSPPD。

（二）体位和器械（图 2-1-1）

● 手术体位为伸出右手的仰卧位。

● 使用到的器械以手术电刀为主，配上HARMONIC或LigaSure[™]等能量器械。此外，还会用到2.5~3倍的外科放大镜，外科放大镜可以识别血管周围的细小神经和脉管，辨别皮层，以及在血管吻合和胰肠吻合时协助术者完成精密的操作，非常有用。

（三）腹壁切口（图2-1-2）

● 肚脐前的上中腹部做正中切口切开腹部。作者们所在的机构用Kent钩和牵开器确保手术视野。

● 在右横膈膜下插入毛巾的话可以在进行肝门部操作时更容易地展开手术视野。

● 术者的左手尽量保持自由，这对使用Octpath钩展开手术视野非常有帮助。

图 2-1-1 体位和器械

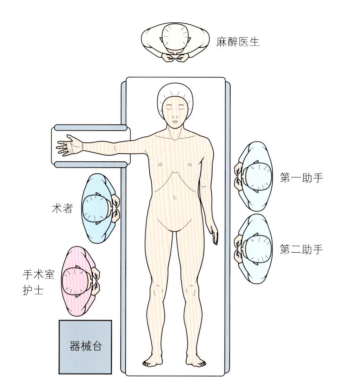

麻醉医生

第一助手

第二助手

术者

手术室护士

器械台

图 2-1-2 腹壁切口和导管的放置

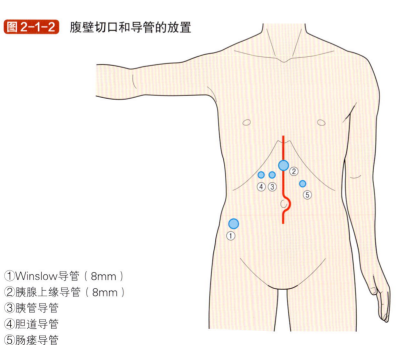

①Winslow导管（8mm）
②胰腺上缘导管（8mm）
③胰管导管
④胆道导管
⑤肠瘘导管
※③、④根据病例选择最适合的位置。

105

（四）围术期的要点

1. 术前

- 术前的基本检查项目为，包含肿瘤标志物在内的血液检查、X线片检查、呼吸功能检查、负荷心电图、胸至骨盆部CT检查（上腹部Dynamic study）、EOB-MRI检查（肝转移除外）、PET-CT检查、上部及下部内镜检查筛选等都是必须检查的项目。
- 其中Dynamic CT检查尤为重要。除了要诊断肿瘤的性质，不同病症的血管解剖和肿瘤方位也要制作成方案，带着十足的把握迎接手术。

2. 术后

- 适用于临床路径，术后第一天起就让患者开始做积极的步行训练。
- 血液检查必须在术后的第1天、第2天、第3天、第5天、第7天进行，然后每2天做1次，根据患者的状态调整安排。
- 导管基本选择插在Winslow孔，胰腺柔软（Soft pancreas）的情况也会在胰腺上缘插一根。
- 导管排液中的淀粉酶在拔走导管前特别是在最初的1周内每天都要检测，之后根据需要安排检测。
- 术后第1天开始做肠道喂养，术后第4~6天开始恢复进食。

3. 围术期管理（Perioperative team at Cancer Institue Hospital，PERICAN）

- 多学科的康复治疗方案、ERAS（Enhansed Recovery After Surgery）的概念之外，术前开始的免疫营养、康复治疗、口腔护理等工作也被积极地导入围术期管理中。
- 具体来说，术前的14天开始使用两种药物，作为合生素（Synbiotics）的乳酸菌，以及作为乳酸菌增强剂的GFO，这两种药物每天服药3次。此外手术开始的5天前开始口服摄入免疫营养辅助食品MEIN。
- 术后第1天就开始做肠道喂食，给患者使用爱伦多，并加入理学疗法师的康复治疗。关于营养管理，根据患者的恢复情况在患者出院后也要和营养师一起持续进行患者的身体管理。

二 **手术操作**

（一）手术顺序的注意点

- 本项介绍的胰头十二指肠切除术以结肠上前动脉第一入路（Supracolic anterior artery–first approach）为基础，以下两点非常重要：

- 第一点，根据疾病的种类和病变位置决定肝总动脉（CHA）至腹腔动脉（CA）、肠系膜上动脉（SMA）神经丛的廓清范围（1~3级）。廓清级别在事先就决定好，SMA神经丛的廓清和动脉处理会先完成，因此得以判断切除的可行性，难以确保安全区域的部位的操作可以放在手术的最初阶段完成。此外，CHA至CA周围神经丛廓清范围事先就已经决定好了，因此可以进行准确的肝十二指肠系膜的手术操作。

- 第二点是动脉第一入路（Artery–first approach）。其优点为，流入胰头的动脉血流迅速被阻断后，胰头的淤血能被强制减少，从而进一步减少总出血量。

- 加上廓清范围，必须要做门静脉或动脉的合并切除的病例，术前决定好后再进行手术。近年来，随着术前CT影像学的进步，术中出现预估外的癌症进展，从而不得不进行急性门静脉或肝动脉的合并切除、重建的病例已经变得很稀少。

- 胰头周围、肝十二指肠系膜、大动脉旁淋巴结的廓清根据疾病的恶性程度按其所处的级别进行操作。

动脉入路胰腺系膜全切除（SMD）的概念

1级：良性、良恶交界性肿瘤、转移性肿瘤（上皮内癌、IPMN、移性胰腺癌、良恶交界性肿瘤。）

2级：无SMA神经丛浸润的胰腺癌、Vater乳头癌、十二指肠癌、胆道癌。

3级：有SMA神经丛浸润的胰腺癌、疑似高度浸润的胆道癌（极少见）。

举个例子，比如在廓清胰头淋巴结时：

1级：从肠系膜上静脉右侧，沿着胰腺廓清胰头神经丛。

2级：保留SMA神经丛，把胰头神经丛和SMA周围淋巴结一起进行En bloc式廓清。

3级：对SMA神经丛做右侧半周廓清，胰头神经丛和SMA周围淋巴结一起进行En bloc式廓清。

（二）实际手术顺序

- 手术之初确认无非切除因子。非切除因子中，包含腹膜播种、肝转移、大动脉旁淋巴结转移和预想之外的局部浸润。近年也会用腹腔镜探查，对于以切除为前提的病例，首先在上腹部做小幅度开腹，大小约手腕能进入的程度（8~10cm），腹腔内，特别是Douglas窝，以及横膈膜下、肝表面，通过视诊、触诊确认腹膜。其中，如果有疑似肿瘤浆膜浸润的病例，小肠系膜的确认工作也要细心进行。

- 视诊、触诊中未发现腹膜播种或肝转移的情况，在肚脐前的上中腹部做正中切口切开腹部。进行Douglas窝的冲洗液细胞学诊断、术中超声检查、Sonazoid造影超声检查等检查中，腹腔冲洗液细胞学检测结果为阴性，无肝转移，局部进展和术前预想是否一致等情况确认完毕后，开始手术。

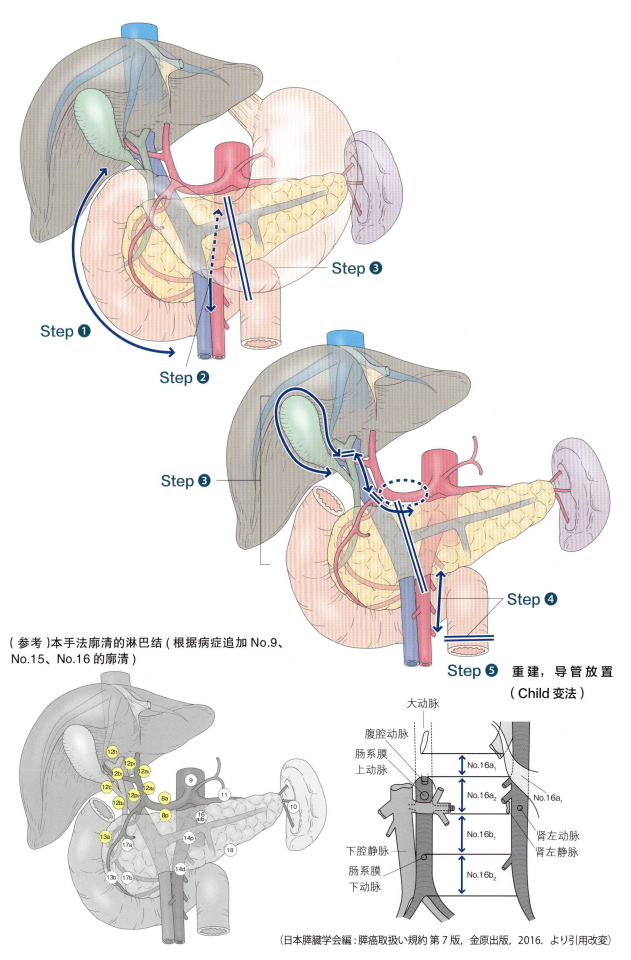

Step ❶

Step ❷

Step ❸

Step ❸

Step ❹

Step ❺ 重建，导管放置
（Child 变法）

（参考）本手法廓清的淋巴结（根据病症追加 No.9、
No.15、No.16 的廓清）

12h
12p₁
12b₁ 12a₁
12c 12a₂
12b₂ 8a
8p
13a
17a
13b 17b
14p
14d
9
11
16(a₂b₁)
18
10

大动脉
腹腔动脉
肠系膜
上动脉
No.16a₁
No.16a₂
No.16a₁
No.16b₁
下腔静脉
肠系膜
下动脉
No.16b₂
肾左动脉
肾左静脉

（日本膵臓学会編：膵癌取扱い規約 第 7 版，金原出版，2016．より引用改変）

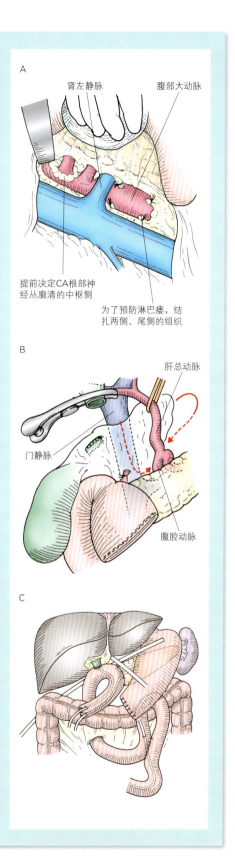

Focus 是通过该项可掌握的手法（后有描述）

Step ❶　**Kocher 手法 – 大动脉旁淋巴结（PALN）标本化（图 A ）** **Focus 1** ▇◀

Step ❷　**结肠上前动脉第一入路** **Focus 2** ▇◀
肠系膜上动脉周围淋巴结廓清

Step ❸　**胃切离，肝十二指肠系膜的淋巴结廓清，胰切离（图 B ）** **Focus 3** ▇◀
胃切离，肝十二指肠系膜的淋巴结廓清，胃十二指肠动脉、胆道、胰切离

Step ❹　**小肠切离，提取标本** **Focus 4** ▇◀
空肠切离，空肠起始部神经丛、空肠系膜淋巴结廓清，Treitz 韧带切离

Step ❺　**重建，导管放置（Child 变法，图 C ）**
Focus 5 ▇◀
胰空肠吻合（柿田法或 Blumgart 法）、胆道空肠吻合、胃空肠吻合、Braun 吻合

Step ❶

Focus 1 ▶ **Kocher 手法至大动脉旁淋巴结（ PALN ）标本化**

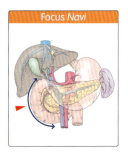
（一）手术的起始点和终点（图 2-1-3 ）

● 确认非切除因子和进行胰头的松动。

● 肠系膜上动脉（ SMA ）和腹腔动脉（ CA ）根部确认神经丛廓清上缘。

图 2-1-3 Kocher 手法

a：松动开始。箭头指向十二指肠壁、横结肠系膜、后腹膜三者的相交点

b：松动完成。大动脉旁淋巴结的标本化和肠系膜上动脉、腹腔动脉根部的确认

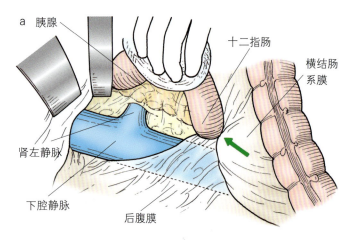

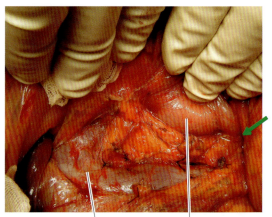

下腔静脉　　十二指肠

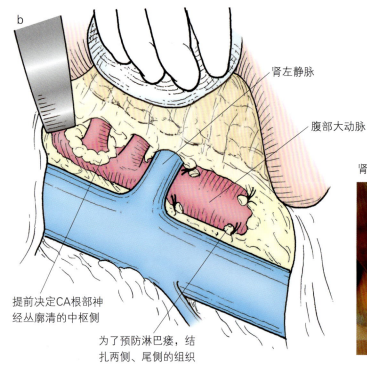

肾左静脉　　下腔静脉　　腹部大动脉

（二）手法学习

> ◉ **手法的概要**
>
> 　　从十二指肠下行脚至水平脚，松动胰头。助手把十二指肠往腹侧稍左侧上拉，把十二指肠和胰头钩部从后腹膜和横结肠系膜上剥离。下腔静脉（IVC）左侧，在腹部大动脉前面的后腹膜组织上含有大动脉旁淋巴结。
>
> ◉ **手法学习的要点**
>
> 　　（1）十二指肠下行脚和胰头从后腹膜和横结肠系膜上剥离，举高至腹侧。
>
> 　　（2）把下腔静脉（IVC）前面到肾左静脉的血管壁清晰地显露出来，然后把No.16b$_1$int淋巴结标本化。同时，稍微确认一下肠系膜上动脉（SMA）的轮廓。

（三）评估

Q Kocher 手法中需要做标记的膜和脉管在哪里？

▶ 确认十二指肠壁和结肠系膜、后腹膜三者相交的三芒星形状（被称为奔驰标志）。进行Kocher手法时，会对右结肠做一定的松动操作，因此三层膜相交的顶点会在尾侧方向出现（**图2-1-3a：绿箭头**）。从这里往上拉动十二指肠，注意不要损伤到膜，不要在十二指肠留下多余的组织，把横结肠系膜往尾侧，后腹膜往背侧下拉，这样做就不会横穿过膜，把剥离时可能造成的出血控制在最低限度。

▶ 让十二指肠、胰头背侧的后腹膜处于落在背侧的状态，IVC前面多被一层薄膜（有时也会含有脂肪）覆盖着。把这层膜沿着IVC剥离，把IVC前面全部显露。接着，分布着肾左静脉的部分也同样沿着静脉剥离表面的膜，让IVC至肾左静脉提前显露出来。这样一来，No.16淋巴结廓清的左缘、上缘变得清楚的同时，SMA根部的轮廓也变得容易辨识。

Q PALN 标本化和剥离的范围是多少？

▶ PALN（No.16b$_1$int淋巴结）的标本化，把肠系膜下动脉头侧作为尾侧端，肾左静脉作为头侧端。

▶ 头侧、尾侧的淋巴组织为了防止淋巴漏需要进行结扎。这些组织最终是要标本化的，注意不要过度廓清。

▶ Kocher手法，动脉周围剥离的范围由廓清级别决定。

- 1级，能确定SMA的上升部的廓清就足够。
- 2级、3级，沿着肾左静脉前面廓清到SMA的左侧为止。
- 3级的情况，此时要决定SMA根部或CA根部神经丛廓清的中枢侧。提前切离右侧半边的神经丛，这样后面的操作就能更容易地进行（**图2-1-3b**）。

Q 肾左静脉头侧的剥离如何进行？

▶ 廓清到No.16b$_1$int淋巴结的操作属于稀有情况。不过IVC和肾左静脉，CA、SMA的上升部被包围的部分，也是No.9淋巴结区域的上缘，因此特别是需要做3级（有时候是2级）廓清的情况，切除前面的淋巴结、脂肪组织，能确认让横膈膜脚在背侧，提前做好标记即可。

Q 大动脉旁淋巴结为癌转移阳性的情况该如何做?

▶ No.16淋巴结为癌转移阳性的情况,虽然有导致不良预后的报道,但是No.16a$_2$ int和No.16b$_1$ int淋巴结比较容易接收到来自胰头的淋巴流,因此局部存在的肿瘤导致其被当作距离区域淋巴结很近的情况也有。此外,和开腹试验或姑息手术(胆道空肠吻合、胃空肠吻合等)相比,有报道称,切除了的病例预后恢复情况更好,因此应该根据病症的差异讨论是否适宜选择切除。实际上,据作者们所在的机构在优先切除时代的经验,应对大动脉旁淋巴结转移性阳性的切除病例中也存在患者长期生存的情况,不过只是少数。再加上随着近年来化学疗法的进步,现在No.16淋巴结转移阳性切除多数已经被中止,转为化学疗法。

Step ❷

Focus 2 结肠上前动脉第一入路

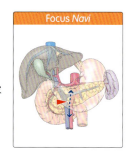

Focus Navi

(一)手术起始点和终点(图2-1-4)

● 此处要按不同级别做廓清工作,廓清肠系膜上动脉(SMA)神经丛、胰头神经丛,处理进入胰头的动脉[胰十二指肠下动脉(IPDA)]。

图2-1-4 入路

a:入路开始
  ①沿着十二指肠剥离横结肠系膜
  ②在黏液囊切除(Bursectomy)层剥离
b:入路结束
  切离流入胰头的动脉,离断 PLph II

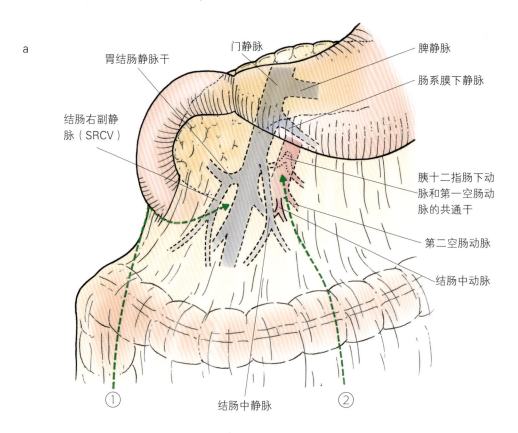

b　切离肠系膜下静脉、结肠中动脉、结肠右副静脉　　切离胰十二指肠下动脉和第一空肠动脉的共通干　　胰腺　　肠系膜上静脉　　肠系膜上动脉

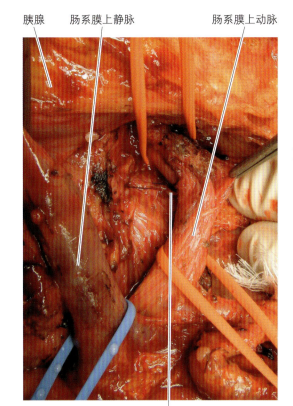

胰十二指肠下动脉和第一空肠动脉的共通干的切离断端

（二）手法学习

◉ 手法的概要

　　包扎肠系膜上静脉（SMV），按SMD级别廓清。换言之，剥离PLph II或SMA神经丛，将从肠系膜上动脉（SMA）流入胰头的动脉处理干净（ 🎥◀ ⑱ ）。

🎥◀ ⑱

扫视频目录页
二维码

（视频时间02：06）

◉ 手法学习的要点

　　（1）横结肠系膜前叶的剥离位于黏液囊切除（Bursectomy）层，因此可以确认到结肠中动静脉。即使在肿瘤靠近横结肠系膜的情况，对横结肠系膜内脂肪、淋巴结做En bloc式廓清也是可行的。从Infracolic视野出发（从后叶侧观察横结肠系膜的视野），从头切除结肠系膜，所谓的Mesenteric approach并不是所有病例都是必须要的，作者们所在的机构只会在横结肠系膜存在直接浸润的情况才会采用此方法。

　　（2）PLph II和SMA神经丛廓清按级别实施。在胰腺癌中，根据术前影像学诊断提前确定廓清级别。

（三）评估

Q 黏液囊切除（Bursectomy）和胰头露出的诀窍是什么？

▶ 和右侧1/3~1/2的网膜一起，在横结肠系膜前叶的剥离层上剥离至胰腺下缘的SMV。

▶ 黏液囊切除（Bursectomy）后，只保留横结肠系膜后叶和结肠动静脉，切除靠近肿瘤的结肠系膜和淋巴结，SMV的确定会变得更容易。

▶结肠静脉跨过剥离线的时候，这部分也一起切离。

▶从右侧沿着十二指肠剥离十二指肠和横结肠系膜之间的部分，确认走行于十二指肠腹侧的SMV。

▶从右侧剥离横结肠系膜前叶的时候，结肠右副静脉在进入Henle的胃结肠静脉干前会因裂伤而出血，确认后做结扎、切离（参照"解剖学要点1"）。

【1. 胰头周围的血管解剖】

根据胰头十二指肠切除术的要求，需要理解相应的具有代表性的血管解剖。

各方解剖学者都提倡使用分类法，不过此处会选择参考平松先生的【腹部血管X线解剖图谱】，胰头周围被划分为肝总动脉、脾动脉、肠系膜上动脉3根基本脉管（图A）。

通过术前CT检查确认它们的基本解剖。除此之外，肝动脉的走行多样，在选择入路的时候特别重要。尤其是肝右动脉从肠系膜上动脉（SMA）发出的类型，肝右动脉从腹腔动脉发出走行于门静脉背侧的类型，肝右动脉走行于胆道腹侧的类型，肝左动脉从胃左动脉发出的类型等，这些都需要提前确认。进入胰头的动脉有、胃十二指肠动脉、胰十二指肠下动脉、第一空肠动脉、第二空肠动脉、胰背动脉，以及代表性的静脉，如胃左静脉、肠系膜下静脉、第一空肠静脉，这些脉管的分布都要提前确认好。

图A 胰头周围的血管走行分类

Ⅰ型：腹腔型（完全型）（ⅠA：86.3%，ⅠB：8.9%）
Ⅱ型：肝脏与肠系膜上动脉型（2.8%）
Ⅲ型：脾动脉与肠系膜上动脉型（极稀少）
Ⅳ型：腹腔与肠系膜型（1.2%）
Ⅴ型：分离型（0.2%）

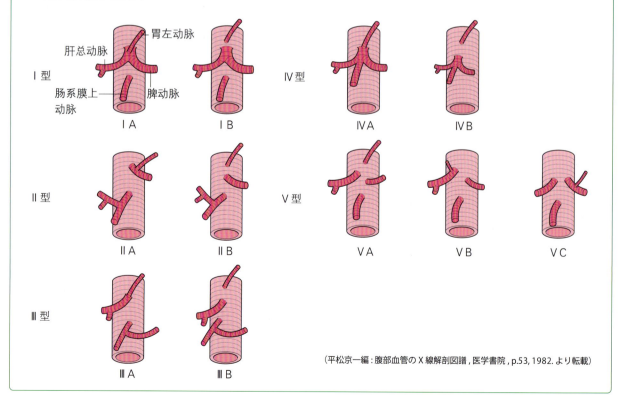

（平松京一編：腹部血管のX線解剖図譜，医学書院，p.53，1982. より転載）

Q SMV 剥离、结扎的要点是什么？

▶ 确认SMV时的要点有两个：

▶ 从右侧开始剥离时，将十二指肠和横结肠系膜之间剥离开后，必定能够确认SMV从十二指肠水平脚的腹侧穿过。特别是在胰腺钩部长了肿瘤的情况，在此处结扎SMV。

▶ 从左侧开始的剥离，循着结肠中静脉（MCV）直至其中枢就能找到SMV。不过，根据肿瘤的发展程度也可能需要切离MCV，因此本阶段不确认MCV根部的情况也是存在的。

▶ 确认SMV后，剥离周围的组织，提前显露出血管壁。沿着血管壁剥离后，胰十二指肠下静脉（IPDV）和胰支等小血管的确定就会变得容易，在结扎的时候注意不要引起不必要的出血。

Q 第一空肠动脉（J1A）和第一空肠静脉（J1V）应该切离吗？

▶ 第一空肠动脉和IPDA存在共通干的情况较多（图2-1-5），2级、3级廓清级别需要切离SMA发出的共通干，因此多数情况也会同时切离第一空肠动脉。

▶ 2级要在肠系膜上动脉神经丛（PLsma）外侧处理分支，因此共通干分叉后的第一空肠动脉、IPDA分别做处理的情况也是有的。

▶ 第一空肠静脉分布的位置、宽度、逆流区域存在多种形态，是否切离要根据病症做决定。接近癌症的情况选择切除，不过即使不接近癌症也大多存在来自第一空肠静脉的胰支，保留困难的情况下在第一空肠静脉根部结扎切离，从SMV切离的话，出血的风险也会减少。

Q SMD 各级的廓清如何进行（图2-1-5）?

▶1级（图2-1-5a）

● 从SMV右侧离断PLph II（右入路）。通常，IPDA分为前后两部分，动静脉和神经组织紧密相连，连着胰头，因此对这部分组织进行离断时要一边把它们集中挑出，一边进行离断。

▶2级（图2-1-5b）

● 从SMV和SMA之间（SMV左侧起：左入路），保留SMA神经丛的同时离断PLph II的起始部。IPDA和第一空肠动脉形成共通干的病例，大多能在分布SMA处的正后方处理。尾侧在结肠中动脉（MCA）分叉点的高度开始廓清，头侧从钩子钩住SMV-脾静脉（SV）合流部，剥离至SMA根部附近，头侧这边一直进行到视野能确认到的部位为止。

▶3级（图2-1-5c）

● 从SMV和SMA之间，对SMA神经丛一边做半周廓清，一边剥离神经丛的内部。除了剥离神经丛，其他操作基本和2级的廓清方法相同。

图 2-1-5 SMD 各级别的廓清（图中绿线，照片中白线代表切离线）

a：1 级　沿着胰腺钩部剥离 PLph II
b：2 级　保留 SMA 神经丛的同时剥离 PLph II
c：3 级　一边确认肠系膜上动脉右侧外膜，一边在根部切离胰十二指肠下动脉（多会和 J1 形成共通干）

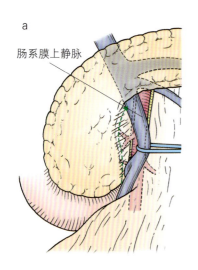
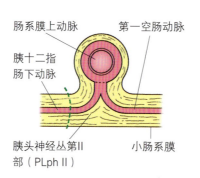
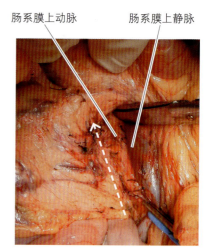

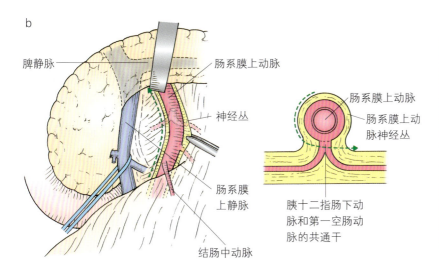

b

脾静脉

肠系膜上动脉

神经丛

肠系膜上静脉

结肠中动脉

肠系膜上动脉

肠系膜上动脉神经丛

胰十二指肠下动脉和第一空肠动脉的共通干

肠系膜上静脉　　肠系膜上动脉

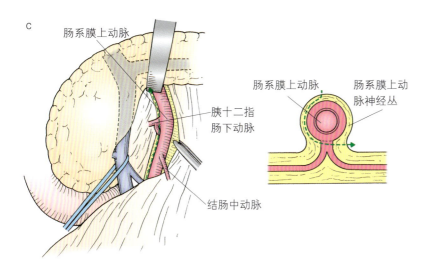

c

肠系膜上动脉

胰十二指肠下动脉

结肠中动脉

肠系膜上动脉

肠系膜上动脉神经丛

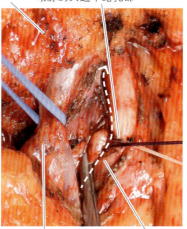

胰十二指肠下动脉和第一空肠动脉的共通干结扎部

胰腺

肠系膜上静脉　　肠系膜上动脉

Q 门静脉合并切除的适用范围和手法（图2-1-6）?

▶ 主要适用于治疗胰腺癌的手术。作者们所在的机构，肿瘤如果有接触到SMV或门静脉（PV），选择 SMV/PV合并切除，半数以上用于治疗胰腺癌的胰头十二指肠切除术都会做合并切除。

▶ 必须合并切除SMV或PV的病例，为了不靠近肿瘤浸润部，结扎头侧和尾侧的SMV/PV（图2-1-6a）。

▶ 肿瘤浸润部导致必须做脾静脉合并切除的病例很多，这种情况也要结扎脾静脉，做合并切除（图2-1-6a）。

不过有报道称这种情况，有病例在术后出现左侧门静脉压亢进症导致的静脉瘤形成，近年会进行脾静脉重建（脾静脉至肾左静脉，以及门静脉重建）（参照"解剖学要点2"）。

图2-1-6 门静脉合并切除

a：肠系膜上静脉（SMV）、门静脉（PV）、脾静脉的结扎（图中红线，照片中的白线代表切离线）
b：门静脉（PV）–肠系膜上静脉（SMV）吻合

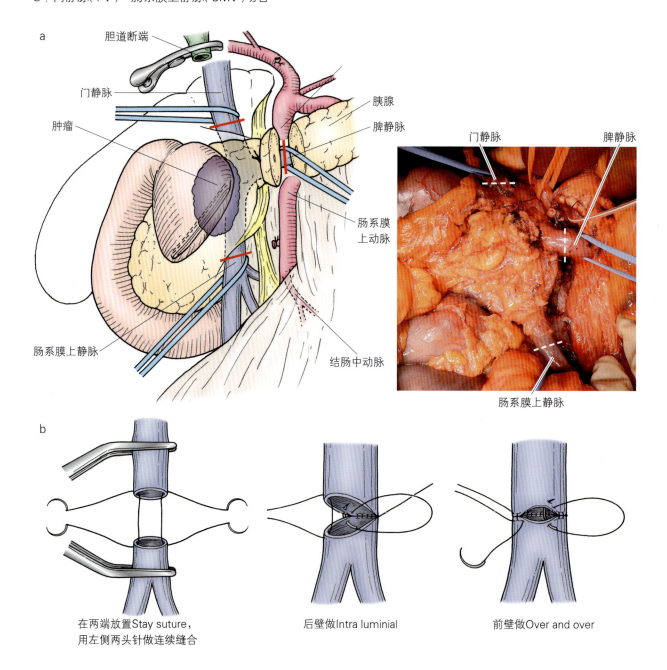

在两端放置Stay suture，用左侧两头针做连续缝合　　后壁做Intra luminial　　前壁做Over and over

▶ 切离5cm的PV的话可以不使用嫁接而是采用直接吻合。根据病例的具体情况，通过松动右结肠可以缓和吻合时的紧张。

▶ 门静脉吻合使用5-0 Monofilament不可吸收缝合线，后壁做Intra luminial，前壁做Over and over（图2-1-6b）。

■ 解剖学要点 ■

【2. 左侧门静脉压亢进症的病态和预防】

· 左侧门静脉压亢进症是什么病?

　　肝功能正常，且脾静脉阻塞，后来自脾脏的血液滞留，引起胃静脉瘤和脾脏肿瘤，有时候甚至还会引起消化管出血等病态情况。胰头十二指肠切除术同时合并切除门静脉、脾静脉合流部导致发病的情况也有报道。

· 脾静脉、门静脉合并切除后的血行动态?

　　脾静脉合并切除中，来自脾脏的环流路线有3条主要静脉（主要静脉之外的生理性环流路有10%~20%的患者，脾肾分流术发展迅速）。换言之，①流入门静脉的胃左静脉（LGV）；②流入肠系膜上静脉（SMV）的结肠中静脉（MCV）；③结肠右副静脉（SRCV）：位于肝弯曲部的结肠边缘静脉。术后，来自脾脏的环流路在这之中只要残存下来一条静脉，就能略微减少生成静脉瘤的风险（避免左侧门静脉压亢进症）。反过来说，有4种报道的静脉瘤路线出现概率较高，分别是结肠静脉瘤、胰空肠吻合部静脉瘤、食道静脉瘤、胃空肠吻合部静脉瘤。

· 左侧门静脉压亢进症的预防

　　作者们所在的机构里，所有病例都会切离胃左静脉和结肠中静脉，为了避免静脉瘤是否要保留结肠右副静脉（SRCV）非常重要。不过，即使是术中保留结肠右副静脉（SRCV）的病例，也会在之后形成静脉瘤，因此脾静脉合并切除的病例会进行脾静脉重建。

· 左侧门静脉压亢进症的治疗

　　接受了脾静脉合并切除的病例约半数会出现静脉瘤，其中有10%的病例会出现消化管出血，因此需要进行治疗。消化管出血基本上都会做脾摘除。部分病例在脾动脉栓塞术后会出现再出血，因此会摘除脾脏。此外，即使没有消化管出血，F2、RC sign阳性的食道静脉瘤病症，只做食道静脉瘤结扎术，观察过程的病例也是有的。

Step ❸

Focus 3 **胃切离，肝十二指肠系膜的淋巴结廓清，胰离断**

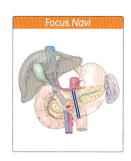

（一）手术的起始点和终点（图2-1-7）

● 从胃切离进行到胰离断。辨识需要保留的脉管，剥离需要切离的胃十二指肠动脉（GDA）和肝总管。按级别廓清肝总动脉（CHA）至腹腔动脉（CA）神经丛。在手术前掌握这部分的解剖非常重要。

图2-1-7 胃切离至胰离断
a：胃切离至胰离断的步骤
①：胃网膜右动静脉切离、胃切离
②~④：剥离肝总动脉(CHA)至肝固有动脉，剥离胆囊
⑤：切离肝总管
b：结束胃切离和胰离断

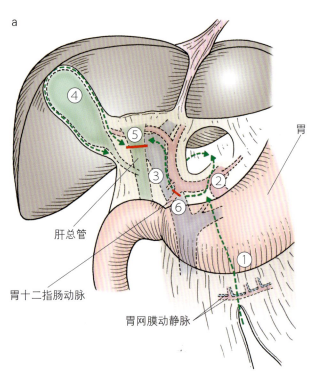

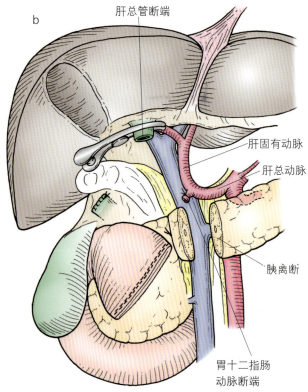

（二）手法学习

> ◉ **手法的概要**
>
> 　　把胃在幽门环起4~6cm的口侧切离。接着，确定肝十二指肠系膜的廓清线，切离胃十二指肠动脉、肝总管和剥离门静脉周围。肝总动脉（CHA）至腹腔动脉（CA）的廓清按其级别进行。胰切离多在门静脉的正上方进行，不过在肿瘤从胰头靠近体部的情况，在肠系膜上动脉（SMA）正上方或是左侧切离的情况也是有的（▮◀⑲）。
>
> ◉ **手法学习的要点**
>
> 　　（1）确认需要保留的脉管，确定需要切离的胃十二指肠动脉和肝总管。
> 　　（2）和SMD级别一样，肝总动脉（CHA）至腹腔动脉（CA）也采用按级分级的廓清方法。

扫视频目录页
二维码

（视频时间01：33）

（三）评估

Q 胃的切离部位在哪里（图2-1-7a ①）？

▶ 幽门环起4~6cm的位置确定切离线，胃网膜右动静脉和胃右动静脉处的边缘动静脉分别结扎、切离。

▶ 胃用自动切割闭合器（Blue catridge，100mm）切离，但在切离前要让麻醉医生把经鼻胃管拉到35cm的位置〔内镜经鼻胆道引流（ENBD）的病例则要拔掉ENBD〕，注意不要将导管咬入自动切割闭合器。

Q 2级、3级的肝十二指肠系膜的廓清诀窍是什么（图2-1-7a ②~⑥、图2-1-8b）？

▶ 需要保留的动脉有CA、CHA、肝固有动脉（PHA）、肝右动脉（RHA）〔肝中动脉（MHA）/肝左动脉（LHA）〕。

▶ 2级、3级廓清时，一边确认CHA，一边廓清No.8a淋巴结。然后，从此处沿着CHA确认胃十二指肠动脉、肝固有动脉（胃十二指肠动脉要结扎），这前面的脂肪组织沿着需要保留的动脉的长轴方向廓清（动脉沿着轴左右对开）。

▶ 胃右动脉从胃十二指肠动脉分布的肝固有动脉上立起的情况较多，要提前结扎、切离。

▶ 肝右动脉从肝固有动脉分支出来，剥离至肝右动脉和肝总管相交（多数走行在背侧）的部位。

▶ 肝门部的廓清上缘用手术电刀标记后，从胆囊床剥离胆囊，连上标记线。换言之就是在这条线上切离肝总管。

▶ 肝总管右侧也要确认肝右动脉，在尾侧结扎肝总管时注意不要伤到肝右动脉。用Bulldog钳钳住肝脏侧，钳住或结扎胰腺侧后切离肝总管。用钳子抓取时，在切离后做连续缝合关闭切口。

▶ 胃十二指肠动脉必须做钳夹实验确认肝血流被保留后，用包含不可吸收缝合线的双重结扎进行切离。

▶ 肿瘤发展到脾动脉周围，CA、CHA有保留可能的情况，做脾动脉合并切除。

Q CHA~CA 的分级别廓清是什么（图2-1-8）?

▶ 和SMD级别同样的思路。切离肝总管后，思考肝动脉和门静脉周围组织的切除范围。

▶ 1级（图2-1-8a~c）为胰腺导管内乳头状黏液肿瘤（IPMN）等不需要做肿瘤学廓清的疾病，不需要做系统性的淋巴结廓清。切除胰头、胆道、十二指肠就可以。因此，肝门板处理中切除门静脉的右侧半周（不等于胆道周围）组织。

图2-1-8 肝总动脉至腹腔动脉分级别廓清

a：分级别（正面图）
b：分级别（横切面图）
① 1级廓清：保留动脉周围的神经丛、淋巴组织（红箭头）
② 2级、3级廓清：从动脉、门静脉前做左右对切（绿箭头：2级，蓝色箭头：3级）
c：1级廓清
保留动脉周围的神经丛、淋巴组织（红箭头）
d：2、3级廓清
在动脉前面左右对切（红箭头）
e：2、3级级廓清
在门静脉前左右对切（红箭头）

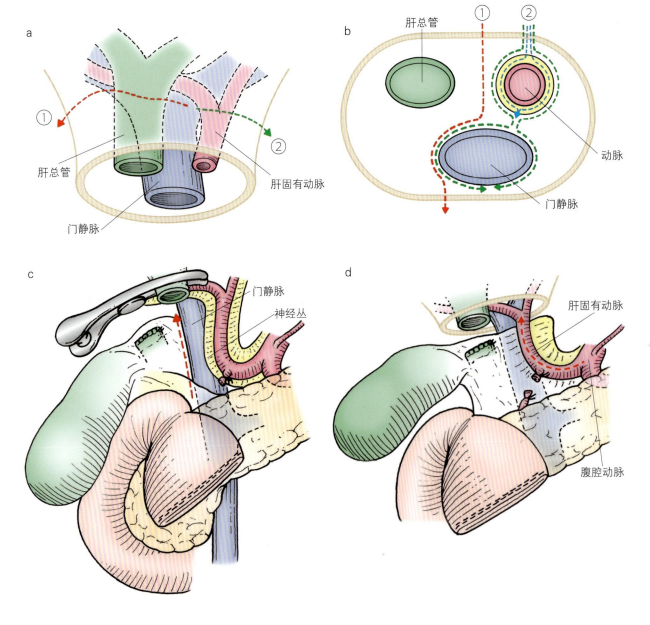

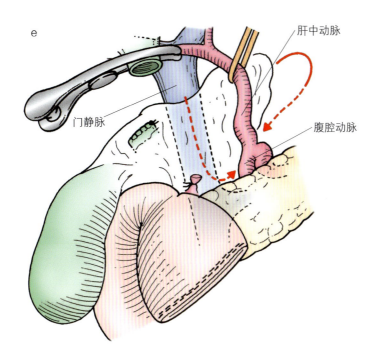

门静脉左侧组织基本都保留，把右侧、里侧的部分组织包含在切离侧上，从门静脉上将其剥离。最终结果是剥离，切离都在保留了大部分PLph Ⅰ 的保留线上进行。

▶ 2级（**图2-1-8a、b、d、e**）适用于无肝十二指肠系膜处浸润的胰头癌、胆道癌、十二指肠癌等。因为要做系统性的淋巴结廓清，一边注意把门静脉左侧组织和No.8，No.9淋巴结 一起从门静脉背侧拉出到右侧，一边把和PLph Ⅰ 的起始部也就是CA周围神经丛之间的交界切离。结果就是切除大部分的PLph Ⅰ 。从CHA头侧一定程度剥离CA和PLph Ⅰ 之间的交界，提前从尾侧连上SMD剥离层，后面就能比较容易地确认切离线。

▶ 3级（**图2-1-8a、b、d、e**）的对象是，胰头癌等肿瘤本体，浸润范围靠近CHA、CA的癌症，神经周围浸润延伸到PLph Ⅰ 的胰腺钩部癌。CA周围的神经丛右半周和腹腔神经结也要切除，因此肝中动脉神经丛也要在全周切除层从CHA到CA右侧把动脉壁显露出来。结果就是变成PLph Ⅰ 的完全切除，腹腔神经结也要切除一部分。这种方法只适用于肿瘤浸润非常严重的病例。

Q 胰腺隧道构建，胰离断法以及胰离断的位置在哪里（**图2-1-7b**）**?**

▶ 通常会在PV/SMV的正上方，隧道构建后面进行胰腺离断。不过根据肿瘤的位置，也有在SMA的前面或左侧进行离断的情况。此时首先把胰腺连脾静脉合流部一起结扎，一边处理细的胰腺支，一边剥离脾静脉和胰腺，最好提前把胰腺和脾静脉分别结扎。此外，在CHA的根部附近分布着胰背动脉，如果有必要就做结扎、切离。

▶ 胰离断的方法，主胰管扩张的硬胰情况用手术电刀切离，无主胰管扩张的软胰情况用手术刀、HARMONIC，或者Clamp-crushing法操作。Soft pancreas的情况最好在确认主胰管后，做锐性切离，用这些离断方法比较容易确认主胰管。

▶胰离断前最好先通过超声检查确认主胰管的位置。极少数情况主胰管会在门静脉背侧走行，这种情况最好在门静脉左侧进行胰脏的离断（参考"解剖学要点3"）。

▶胰切离后，在主胰管插入胰管导管，不丢失主胰管的同时预防周围组织的皂化。

【3．胰头十二指肠切除术前需要提前确认的形态异常】

· 正中弓形韧带综合征（Median arcuate ligament syndrome，MALS）（图B）

　　MALS是外因性压迫导致的腹腔动脉起始部的慢性狭窄。这种情况，通往肝脏和脾脏的血流会从肠系膜上动脉通过胰十二指肠弓形组织获得供给。不过如果在胰头十二指肠切除术中没有认识到这点就把胃十二指肠动脉切离的话，流往肝脏的血流会急剧减少造成肝缺血。弓形韧带对腹腔动脉的压迫在术前CT检查中就能发现，在这种情况下同时还能确认胰十二指肠动脉弓形组织的发育情况。通常，在手术中切离正中弓形韧带后，就能解除腹腔动脉受到的压迫，解放狭窄状态。不过，术前无法辨识MALS的可能性也是存在的，因此术中必须对胃十二指肠动脉做钳夹测试，确认是否能确保肝血流是非常重要的。

　　腹腔动脉（CA）狭窄病例，起因为粥样硬化或石灰化的情况，切离正中弓形韧带也无法凑效，为了确保肝血流必须进行血行重建，因此需要多加注意。

图B	正中弓形韧带综合征

正中弓形韧带对腹腔动脉的压迫，照着绿色箭头切离韧带就可以解除。

图C	门静脉环状胰

胰离断线设置在胰脏尾侧
①主胰管走行在门静脉腹侧走行的情况。
②主胰管走行在门静脉背侧走行的情况（RMPD 型）。

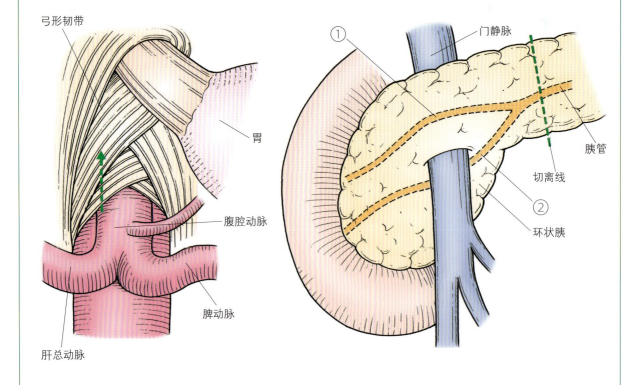

弓形韧带
胃
腹腔动脉
脾动脉
肝总动脉

门静脉
①
胰管
切离线
②
环状胰

【肝右动脉的分叉异常】

· 门静脉环状胰（Circmportal pancreas /Portal annular pancreas，图C）

　　这是一种非常稀有的胰形态异常，胰腺钩部在门静脉背侧伸出至左侧，和胰体部愈合，呈门静脉把胰腺围住的形态。根据过去的报道，有0.2%~2.5%程度的生成概率。作者们所在的机构的生成概率在0.2%以下。

　　其形态分为，主胰管在门静脉背侧走行的RMPD（Retroporal main pancreatic duct）型和主胰管在门静脉腹侧走行的类型。还有，脾静脉的分叉在胰脏头侧还是尾侧，或是是否有贯穿，根据这些特征也有分类。胰头十二指肠切除术和通常一样在门静脉正上方离断胰脏，这样就会留下主胰管或包含分支胰管的背侧的胰腺，特别是RMPD型可能会变成难以治疗的胰瘘。因此，门静脉环状胰的病例，通常不在门静脉正上方离断胰脏，在靠近胰管愈合部的左侧（靠近胰尾部）离断更好。

Step ❹

Focus 4 ▶ 小肠切离，提取标本

（一）手术的起始点和终点（图2-1-9、图2-1-10）

● 切离小肠，有必要的病例会切除小肠起始部周围神经丛和小肠系膜。残存的胰头周围神经丛根据廓清级别切离，提取标本。

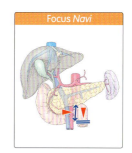

Focus Navi

（二）手法学习

◉ **手法的概要**

　　把横结肠上提至头侧、腹侧，从Treitz韧带起20cm的肛门侧的空肠做切离。从这里切离低肠系膜，Treitz韧带也做切离，把空肠拉出到右侧。切离残存的胰头神经丛，提取标本。

◉ **手法学习的要点**

　　（1）小肠在从Treitz韧带起20cm的肛门侧的位置切离。提前从左侧结扎、切离Treitz韧带。
　　（2）把小肠拉出到右侧后，一边处理门静脉（PV）/肠系膜上静脉（SMV）的细支，一边切离残存的胰头神经丛。

（三）评估

Q 小肠切离部位，系膜的剥离，Treitz 韧带切离的诀窍是（图2-1-9）？

▶ 小肠这边，要在Treitz韧带起20cm的肛门侧的位置切离空肠。为此所做的小肠系膜切离控制在最低限度。

▶ 1级廓清沿着小肠处理系膜（图2-1-9a ①）。

▶ 2、3级廓清，小肠起始部的神经丛和PLphⅡ连一起，对小肠系膜的一部分做En bloc式切除。（图2-1-9a ②）此时，小肠系膜的切离线设置在空肠动脉和第二空肠动脉之间，沿着肠系膜上动脉（SMA）往Treitz韧带上切（图2-1-9b 绿箭头）。小肠系膜的处理，沿着和第二空肠动脉并行（第一）的空肠静脉进行切离会比较容易。

图 2-1-9　小肠系膜的切离

a：剥离系膜
① SMD 1 级：沿着小肠剥离小肠系膜（红线）
② SMD 2、3 级：剥离小肠系膜（绿线）
b：2、3 级：小肠系膜的切离
切离至能确认第一空肠起始部为止

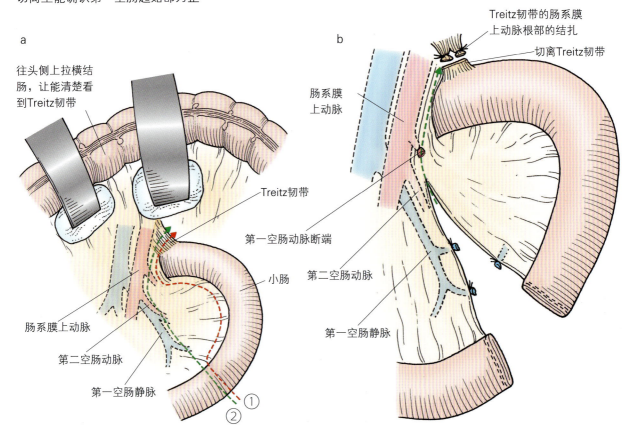

a

往头侧上拉横结
肠，让能清楚看
到 Treitz 韧带

Treitz 韧带
第一空肠动脉断端
小肠
第二空肠动脉
肠系膜上动脉
第二空肠动脉
第一空肠静脉

b

Treitz 韧带的肠系膜
上动脉根部的结扎
切离 Treitz 韧带
肠系膜
上动脉
第一空肠静脉

▶进入 SMA 背侧时决定保留第一空肠静脉或切离，但是因为切离导致肠管淤血的可能性较低，因此如果是胰腺钩部癌的话，可以毫不犹豫地切离。

▶SMA 周围（左侧）前切离小肠系膜后，沿着 SMA 在头侧上切离系膜，结扎、切离 Treitz 韧带，把小肠从 SMA 背侧拉出到右侧（图 2-1-9）。

Q 胰头神经丛的切离线在哪里（图 2-1-10）？

▶近位空肠和小肠系膜从 SMA 脱离，最后只剩胰头神经丛，此时把所有标本环在 SMA 右侧，按 SMA 和肝总动脉（CHA）至腹腔动脉（CA）的廓清级别切离剩下的胰头神经丛。

▶1 级（图 2-1-10a ①），一边在胰头旁切离胰头神经丛，一边在头侧连接门静脉背侧的剥离线。

▶2 级（图 2-1-10a ②、b），一边保留 SMA 和 CA 周围神经丛，一边把胰头神经丛全部切除。此外，把 No.8a 和 No.9 淋巴结标本拉出到右侧做 En bloc 式廓清。

▶3 级（图 2-1-10a ③、c），沿着半周切除线切离 SMA 周围神经丛或 CA 周围神经丛，一边肉眼确认动脉壁，一边把腹部大动脉前方附近的神经丛、神经结一同作为标本提取。

图 2-1-10 胰头神经丛的切离

a：不同级的胰头神经丛切离线

① 1 级：沿着胰腺切离。胰头神经丛基本全部保留

② 2 级：保留肠系膜上动脉神经丛，切除胰头神经丛

③ 3 级：切除肠系膜上动脉神经丛和腹腔动脉神经结

b：2 级廓清后

保留肠系膜上动脉、腹腔动脉周围的神经丛，以及腹腔动脉神经结

c：3 级廓清后

切离肠系膜上动脉、腹腔动脉周围神经丛，切除腹腔动脉神经结。脾静脉和左上静脉做吻合

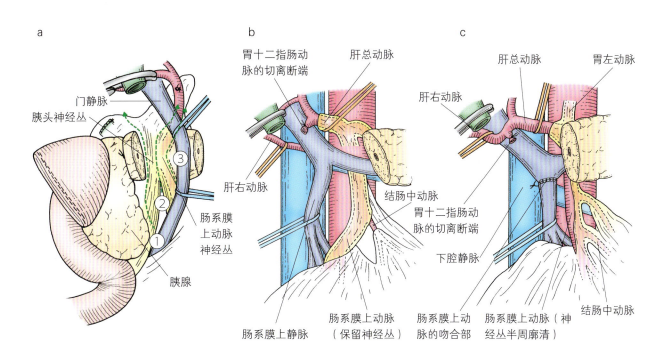

a

门静脉　胰头神经丛　肠系膜上动脉神经丛　胰腺

b

胃十二指肠动脉的切离断端　肝总动脉　肝右动脉　肠系膜上静脉　肠系膜上动脉（保留神经丛）

c

肝右动脉　肝总动脉　胃左动脉　结肠中动脉　胃十二指肠动脉的切离断端　下腔静脉　肠系膜上动脉的吻合部　肠系膜上动脉（神经丛半周廓清）　结肠中动脉

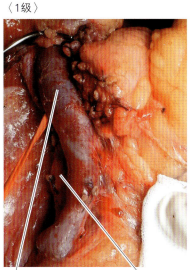

〈1 级〉

门静脉　肠系膜上动脉

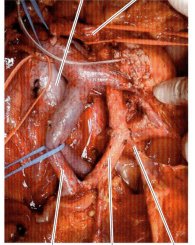

〈2 级〉　下腔静脉　肝总动脉

肠系膜上静脉　肠系膜上动脉　结肠中动脉（神经丛保留）

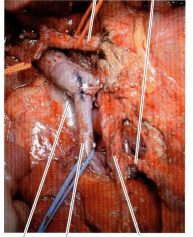

〈3 级〉　肝总动脉　结肠中动脉

肠系膜上静脉　肠系膜上动脉（神经丛半周廓清）

肠系膜上静脉的吻合部

（本图使用了患者胃十二指肠动脉从肝右动脉分叉出来的术中照片）

Step 5

Focus 5 重建，导管放置（Child 变法）

（一）手术的起始点和终点（图2-1-11）

- 这里最重要的是手法的定型化。决定顺序后用同样的方法进行手术可以把术后的并发症控制到最低限度。

（二）手法学习

◉ 手法的概要

    将切离的小肠上提到结肠后路，实施胰空肠、胆道空肠、胃空肠、空肠空肠（Braun）吻合后闭合腹部。胃空肠吻合在结肠前路进行。

◉ 手法学习的要点

（1）胰空肠吻合采用柿田变法或Blumgart变法实施，胆道空肠吻合原则上使用后壁结节缝合，前壁连续缝合。不过，胆道径较细的情况，前后壁都做结节缝合。

（2）胰空肠吻合和胆道空肠吻合都当作不完全外瘘，把导管从上提的空肠往体表诱导。此外，因为要做术后早期肠道喂养，所以要造肠瘘。

（三）评估

Q 胰空肠吻合术是什么？（▶◀ 20）

▶◀ 20

扫视频目录页
二维码

（视频时间 04：13）

▶ 对于主胰管扩张的Hard pancreas选用柿田变法，主胰管没有扩张的Soft pancreas多选用Blumgart 变法。

▶ 空肠半圈以上覆盖胰腺的话，可能会引起上提的空肠的狭窄，因此作为对空肠半周的大致标志（不等于覆盖胰腺的范围），在上面放置4针Stay stuture。在这个Stay suture内侧进行吻合（图2-1-12a）。

▶ 确认胰管位置，在空肠开一个小孔，用3针 6-0 PDS缝合线固定黏膜和浆膜（图2-1-12a）。

▶ 把3-0 PROLENE 两头针穿在浆膜层上2~4针。此时，浆膜层覆盖胰背侧，注意要和空肠背侧形成水平褥垫的样子。就这样在距离胰腺断端5~10mm的位置，贯穿胰背侧到腹侧，绑上缝合线（图2-1-12a）。

▶ 接着，胰管和刚才打开的小肠小孔上，用6-0 PDS 缝合线在胰管黏膜胰腺实质至小肠全层穿入8针做吻合（图2-1-12b）。

▶ 最后，让空肠覆盖住胰腹侧，用前面穿在空肠腹侧的3-0 PROLENE 缝合线把浆膜筋层接在胰空肠吻合部的腹侧，结扎点定在空肠上方，做结扎（图2-1-12c）。

Q 胆道空肠吻合方法是什么？（▶◀ 21）

▶◀ 21

扫视频目录页
二维码

（视频时间 02：39）

▶ 从胰空肠吻合部保持充足距离，在小肠上开一个比胆道径略小的孔。切除多余的黏膜，把黏膜、浆膜用6-0 PDS缝合线提前固定，穿入4针（图2-1-13a）。

▶ 胆道径不足5mm，正常胆道的胆道壁也比较薄的情况，用6-0 Monofilament可吸收缝合线在后壁和前壁做结节缝合。

图 2-1-11　**重建**

a：重建前（提取标本后）
从横结肠系膜把空肠上提到结肠后路
b：重建后
把 8mm Pleats Drain Tube（软款）插入 Winslow 孔，8mm Pleats
Drain Tube（标准款）插入胰腺上缘
① Wonslow 孔引流管
② 胰上腺引流管
③ 胰管引流管
④ 胆道引流管
⑤ 肠瘘引流管

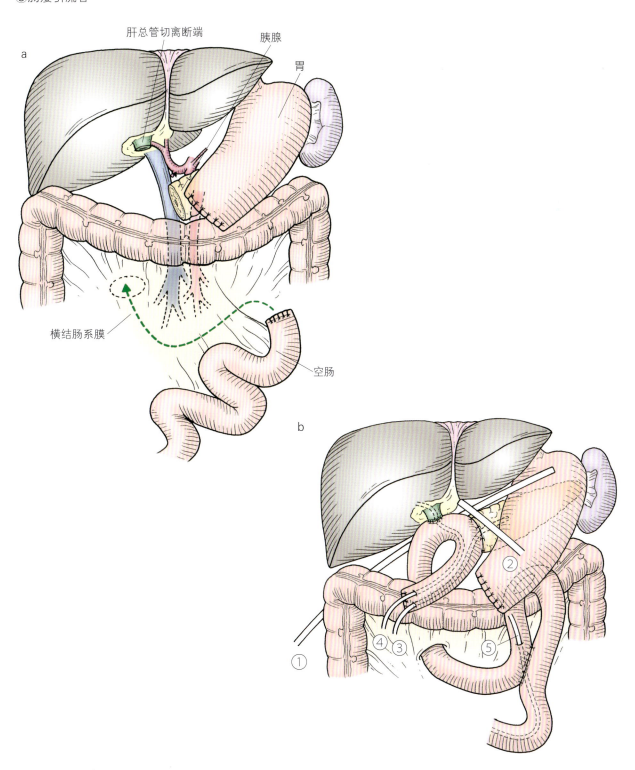

肝总管切离断端　　胰腺　　胃

a

横结肠系膜　　空肠

b

图 2-1-12 胰空肠吻合法（图中红色：6-0 PDS 缝合线，蓝色：3-0 PROLENE 缝合线）

a：Blumgart 缝合后壁做 3 针胰肠吻合
- 胰管 0 点放置 Stay suture，3 点方向到 9 点方向做结扎缝合
- 空肠的吻合口，把黏膜浆膜用 6-0 PDS 缝合线做 4 针固定

b：插入胰管支架，胰肠吻合前壁
- 胰管支架在后壁 6 点方向用 6-0 PDS 缝合线固定
- 诱导到空肠的穿入部用 4-0 Vicryl Rapide 缝合线固定

c：Blugart 前壁
- 在肠管壁覆盖胰腺断端做结扎

被覆盖的肠管不要超过 Stay suture，只停在小肠的半圈内

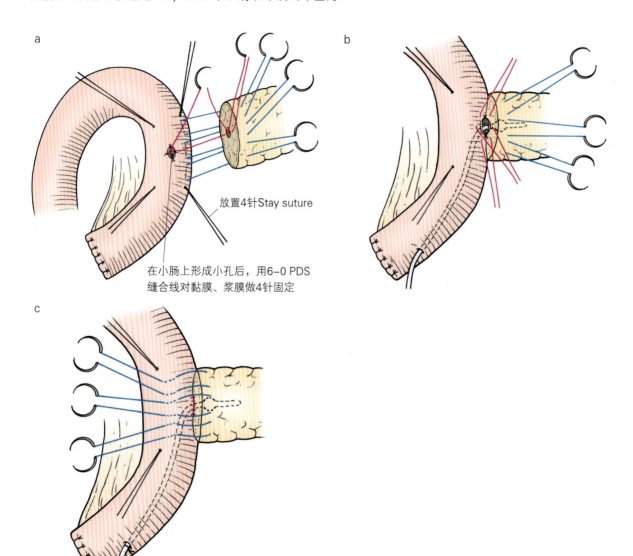

a

放置4针Stay suture

在小肠上形成小孔后，用6-0 PDS
缝合线对黏膜、浆膜做4针固定

b

c

胰管支架

▶ 胆道扩张或胆道壁肥厚的病例，用5-0 Monofilament可吸收缝合线做后壁结节缝合（两端穿入7~13
针），前壁用左右两端的缝合线做连续缝合。

▶ 后壁中央的缝合线绑上4-0 Vicryl Rapide缝合线，直径2.0mm或2.5mm的逆行经肝胆道引流术
（RTBD）用引流管作为不完全外瘘固定在胆道后壁。然后，把引流管从上提的空肠盲端侧诱导到肠
管外，在浆膜层缝合采用Witzel缝合法，诱导到体外（图2-1-13b）。

图2-1-13 胆道空肠吻合法

a：胆道空肠吻合后壁
前壁做结节缝合，后壁做连续缝合
b：胆道空肠吻合前壁，插入胆道引流管
后壁缝合后，插入胆道引流管。作为不完全外瘘，诱导到上提的空肠上

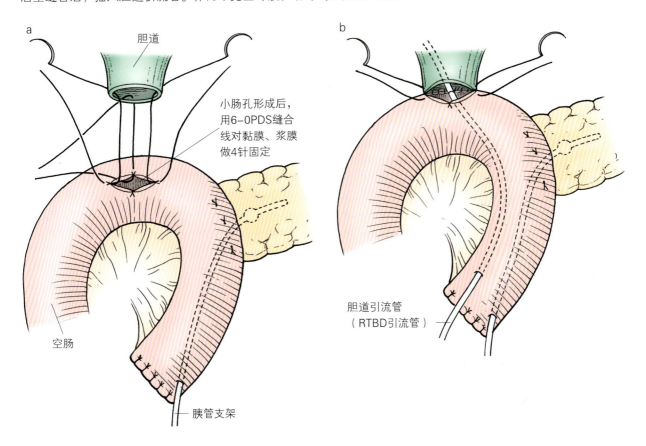

Q 胃空肠吻合法是什么？

▶ 在结肠前路上提空肠，通过逆蠕动在胃大弯后壁用自动切割闭合器吻合。

▶ 胃空肠吻合通常用自动切割闭合器，不过自动切割闭合器的插入孔用4-0 Monofilament可吸收缝合线
做手工连续缝合，将其闭合（**图2-1-14a**）。

▶ 胃空肠吻合后，在吻合部起20cm的尾侧做Braun吻合。从输入脚插入做肠瘘用的9Fr引流管，引流管
的前端越过Braun吻合，用4-0 Vicryl Rapide缝合线固定在空肠上（**图2-1-14b**）。

Q 引流管插入的窍门什么（图2-1-15）？

▶ Hard pancreas的情况，把一根8mm Pleats Drain Tube（软款）插入Winslow孔。Soft pancreas的情况，除
了Winslow孔，还要在胰上缘插入8mm Pleats Drain Tube（标准款）。

▶ 胰瘘有变成长期的可能，因此要有更换引流管的意识，尽量直线插入引流管，插入孔的位置和插入
引流管的角度都要多下功夫研究。

▶ 将Winslow引流管从Winslow孔沿着肝下面的弯曲处插入右侧腹部。

▶胰腺上缘引流管直线插入的话，插入孔在切口上方的情况较多。虽然考虑到切口感染的风险，想在其他孔里操作，不过站在术后管理的角度，要优先选择最短的引流管路线。

图2-1-14 胃空肠吻合术
a：器械吻合
　自动切割闭合器的插入孔做连续缝合闭锁
b：Braun吻合
　从输入脚插入肠瘘引流管

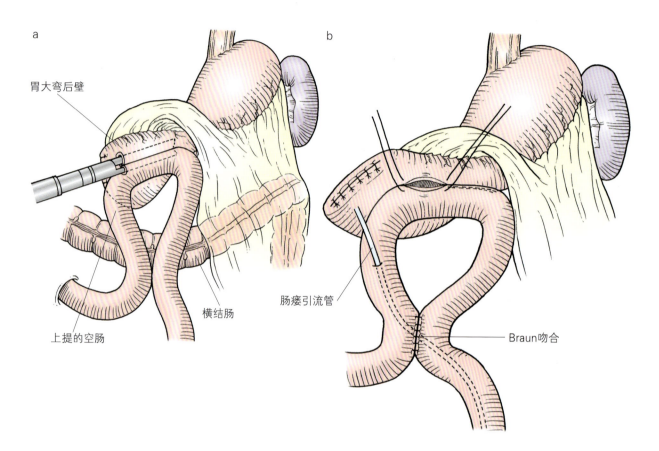

a

胃大弯后壁

上提的空肠

横结肠

b

肠瘘引流管

Braun吻合

图2-1-15 引流管插入的位置
① Winslow 孔
②胰上缘
③胰管引流管
④胆道引流管
⑤肠瘘引流管

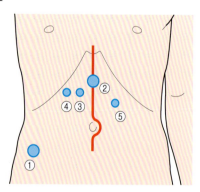

* ③、④根据病症选择最合适的位置

四 意外、排查！

（一）术中出血

Q 术中出血的原因是什么？

▶ （1）门静脉容易出血的部位是结肠右副静脉。

▶ （2）动脉的出血常由肿瘤接近动脉的部位或是未察觉到小血管分支引起。

Q 术中出血的预防办法是什么？

▶ （1）结肠右副静脉出血的情况，第二助手把结肠拉至尾侧，沿着十二指肠剥离横结肠系膜前叶时，多会出现Henle的胃结肠静脉干或肠系膜上静脉（SMV）的流入部的牵引损伤，从而导致出血。助手把结肠牵引到尾侧时牵引过度也会引起出血，这个时候如果慌慌张张地对出血点做大面积的缝合止血，可能会意外地把针扎到SMV上，因此必须要多加注意。

▶ （2）锐性剥离导致出血的情况，动脉壁也比较坚固，用5-0或6-0PRELENE缝合线做缝合止血会比较容易，不过用手术电刀可能会扩大主要动脉上的伤口，因此在缝合时必须多加注意。不要因为不小心运针扩大损伤部位。

Q 术中出血的应对方法是什么？

▶ （1）止血要诀是，把左手伸入做了Kocher手法的胰腺钩部背侧，用大拇指从上方像往里夹一样压迫出血点。通过这一操作，能暂时性止血，确认出血点后，一边考虑其和SMV的关系，一边进行缝合止血。

▶ （2）不要慌慌张张地穿入针线，用Bulldog钳等工具分别对近端、远端施加压力，明确出血点的位置后，单结扎，用5-0或6-0PROLENE缝合线做闭锁缝合，注意不要引起狭窄。清楚探明出血点非常重要。

Q 术后出血的应对方法是什么？

▶ 术后第2~3天，网膜或术野周围的小血管等手术相关的出血出现的可能性较高，确认引流管处的血液性排液的持续状况，或者用超声、CT检查等确认腹腔内血肿，有必要的话，马上再次进行手术。相当量的出血会使生命体征发生变化，即使生命体征稳定了也不能大意。

▶ 术后1周内（有时是2周内），特别是胰瘘管理中的引流管变成血性的情况要注意。不管是白天还是夜晚马上做动态CT检查，确认主要动脉上是否形成动脉瘤。如果发现了疑似动脉瘤形成或血管外出血的地方，马上委托放射科医生做血管造影检查，确认动脉瘤和出血点的位置，通过螺旋止血法等方法止血。使用螺旋止血法也无法止血的情况就再次实施手术。确认胃十二指肠动脉根部有动脉瘤时，可能会有不得不在肝总动脉（CHA）至肝固有动脉（PHA）做栓塞的情况（这时，肝血流从胃左动脉处分布的肝左动脉或下横膈膜动脉接受供给的情况较多）。

（二）往周边脏器的浸润

▶ 胰腺癌是很容易造成血管浸润的肿瘤，作者们所在的机构中，肿瘤接近门静脉（PV）和SMV的病例会毫不犹豫地做合并切除。不光是门静脉系，横结肠系膜或横结肠有疑似浸润的情况，也要考虑追加结肠右半切除术。

▶ 对于主要动脉的浸润，大多分为切除良恶交界区域和不能切除的类型，必须慎重决定切除适用的范围。通常不会做肠系膜上动脉（SMA）合并切除，特别是术前化学疗法有效果的病例，也会做CHA合并切除重建或脾动脉合并切除〔脾动静脉头侧胰次摘除术（PD-SAR）〕。

专 栏

【伴随神经丛廓清的 PD 术后神经性腹泻可以允许吗？】

一直以来的报道都有提及胰腺癌具有容易浸润神经丛的性质。此前也积极进行着接近肿瘤的神经丛的合并切除术或扩大淋巴结廓清。扩大手术（也就是扩大胰腺切除术）并没有统一的定义，不过近年 ISGPS（International Study Group of Pancreatic Surgery）将其定义为，通常的胰切除之外对血管（门静脉、肠系膜上动脉、腹腔动脉、肝总动脉等）的合并切除或对其他脏器（胃、小肠、结肠、肝脏、肾上腺等）做 En bloc 式切除的术式。根据这一定义，德国 Heidelberg 的小组讨论了扩大手术的成绩，扩大手术给一部分病例带来益处，但是从整体上看，术后并发症的发病率和死亡率却变高了。此外，从长期成绩、短期成绩的角度看都没有好结果。

另一方面，在韩国和日本的 RCT 把扩大手术的定义为，淋巴结廓清范围定在 No.8、No.9、No.12、No.14、No.16a$_2$、No.16b$_1$ 的术式，神经丛廓清也被定义为腹腔动脉、肠系膜上动脉周围半圈廓清（日本的报道里写的是肠系膜上动脉整圈）。

这些讨论和不怎么用廓清的 Standard PD 相比，除了使难以治疗的神经性腹泻和术中出血等围术期并发症的数量增加之外，报道还称预后延长也变得困难。

即使廓清到此处也无法改善预后的结果，是胰腺癌手术中需要留意的事实，应该避免胡乱进行扩大手术。不过，也有来自德国的报道称，有患者长期存活，R0 切除是预后改善的重要因子，不草率地扩大廓清范围，根据病例选择适合的扩大手术（按级别廓清神经丛）非常重要。

近年来，胰腺癌的术前化学疗法也有了治疗标准，还有对于局部进行胰腺癌或伴随远处转移的胰腺癌，Conversion surgery 也被列为可选项目。

对于局部进行胰腺癌的手术，本来应该切除有肿瘤的部位。对于这样的病例，还是有需要伴随着神经丛廓清（3 级廓清）的 Extended PD 的情况。

伴随着化学疗法的进步，这之前无法干预的病例或即使干预了也没有疗效的病例，逐渐也变得能够挑战。扩大廓清范围后，神经性腹泻成了一个问题。作者们所在的机构对于接近肠系膜上动脉的切除良恶交界性胰腺癌，实施了 3 级神经丛廓清的病例有 76% 出现了神经性腹泻。但是，大半病例在适量使用鸦片酊后腹泻得到了控制，实施了 2 级神经丛廓清的病例和术后辅助疗法的导入率，报道显示预后恢复情况基本没有变化。从这些结果看，根据肿瘤条件进行按级别分类的合适的廓清的正确性得到了证明。

比起这些，作为外科医生做治疗都会想要避免疾病的局部再发。有的医生会责问自己，如果那个时候果断廓清了神经丛或淋巴结的话也许就能帮到患者了。化学疗法不断进步的当下，必要的扩大手术、廓清的实施也成为可能，作为外科医生必须要不断钻研，不断积累专业知识。

［1］ Inoue Y, Saiura A, Yoshioka R, et al: Pancreatoduodenectomy With Systematic Mesopancreas Dissection Using a Supracolic Anterior Artery–first Approach. Ann Surg 2015; 262: 1092–1101.

［2］ Inoue Y, Saiura A, Takahashi Y: A Novel Classification and Staged Approach for Dissection Along the Celiac and Hepatic Artery During Pancreaticoduodenectomy. World J Surg 2018; 42: 2963–2967.

［3］ Hempel S, Plodeck V, Mierke F, et al: Para–aortic lymph node metastases in pancreatic cancer should not be considered a watershed for curative resection. Sci Rep 2017; 7: 7688.

［4］ Nakao A: The Mesenteric Approach in Pancreatoduodenectomy. Dig Surg 2016; 33: 308–313.

［5］ Desaki R, Mizuno S, Tanemura A, et al: A new surgical technique of pancreaticoduodenectomy with splenic artery resection for ductal adenocarcinoma of the pancreatic head and/or body invading splenic artery: impact of the balance between surgical radicality and QOL to avoid total pancreatectomy. Biomed Res Int 2014; 2014: 219038.

［6］ Koga R, Yamamoto J, Saiura A, et al: Clamp–crushing pancreas transection in pancreatoduodenectomy. Hepatogastroenterology 2009; 56: 89–93.

［7］ Kakita A, Takahashi T, Yoshida M, Furuta K: A simpler and more reliable technique of pancreatojejunal anastomosis. Surg Today 1996; 26: 532–535.

［8］ Fujii T, Sugimoto H, Yamada S, et al: Modified Blumgart anastomosis for pancreaticojejunostomy: technical improvement in matched historical control study. J Gastrointest Surg 2014; 18: 1108–1115.

［9］ Ono Y, Matsueda K, Koga R, et al: Sinistral portal hypertension after pancreaticoduodenectomy with splenic vein ligation. Br J Surg 2015; 102: 219–228.

［10］ Bull DA, Hunter GC, Crabtree TG, et al: Hepatic ischemia, caused by celiac axis compression, complicating pancreaticoduodenectomy. Ann Surg 1993; 217: 244–247.

［11］ Joseph P, Raju RS, Vyas FL, et al: Portal annular pancreas. A rare variant and a new classification. JOP 2010; 11: 453–455.

［12］ Arora A, Velayutham P, Rajesh S, et al: Circumportal pancreas: a clinicoradiological and embryological review. Surg Radiol Anat 2014; 36: 311–319.

［13］ Nagakawa T, Kayahara M, Ueno K, et al: A clinicopathologic study on neural invasion in cancer of the pancreatic head. Cancer 1992; 69: 930–935.

［14］ Hartwig W, Vollmer CM, Fingerhut A, et al; International Study Group on Pancreatic Surgery: Extended pancreatectomy in pancreatic ductal adenocarcinoma: definition and consensus of the International Study Group for Pancreatic Surgery(ISGPS). Surgery 2014; 156: 1–14.

［15］ Hartwig W, Gluth A, Hinz U, et al: Outcomes after extended pancreatectomy in patients with borderline resectable and locally advanced pancreatic cancer. Br J Surg 2016; 103: 1683–1694.

［16］ Jang JY, Kang MJ, Heo JS, et al: A prospective randomized controlled study comparing outcomes of standard resection and extended resection, including dissection of the nerve plexus and various lymph nodes, in patients with pancreatic head cancer. Ann Surg 2014; 259: 656–664.

［17］ Nimura Y, Nagino M, Takao S, et al: Standard versus extended lymphadenectomy in radical pancreatoduodenectomy for ductal adenocarcinoma of the head of the pancreas: long–term results of a Japanese multicenter randomized controlled trial. J Hepatobiliary Pancreat Sci 2012; 19: 230–241.

［18］ Strobel O, Hank T, Hinz U, et al: Pancreatic Cancer Surgery: The New R–status Counts. Ann Surg 2017; 265: 565–573.

［19］ Satoi S, Yamaue H, Kato K, et al: Role of adjuvant surgery for patients with initially unresectable pancreatic cancer with a long–term favorable response to non–surgical anti–cancer treatments: results of a project study for pancreatic surgery by the Japanese Society of Hepato–Biliary–Pancreatic Surgery. J Hepatobiliary Pancreat Sci 2013; 20: 590–600.

［20］ Inoue Y, Saiura A, Oba A, et al: Optimal Extent of Superior Mesenteric Artery Dissection during Pancreaticoduodenectomy for Pancreatic Cancer: Balancing Surgical and Oncological Safety. J Gastrointest Surg 2019; 23: 1373–1383.

第 2 节　用于治疗胰体癌的胰体尾部切除术

長友謙三，濱田剛臣，七島篤志 宮崎大学医学部外科学講座肝胆膵外科学分野

> **❗ 手术手法学习要点**
>
> 1. 对于胰头的病变一般会实施胰头十二指肠切除术，不过对于胰体尾部的病变，要根据胰切除范围、淋巴结廓清范围、后腹膜组织的切除范围、有无脾脏保留等，结合病情选择合适的术式。
> 2. 术前进行造影 CT 检查，把握腹腔动脉和肠系膜上动脉发出的分支，以及流入门静脉和肠系膜上静脉的分支的解剖。
> 3. 特别是恶性肿瘤，操作时脑海中必须要有胰腺周围的膜构造和胰外神经丛的分布的详细构图。
> 4. 胰腺癌显微镜学上的残留多发部位是肿瘤背侧的后腹膜脂肪组织和脾动脉根部附近，因此在肿瘤这边保留充足的切除边缘是非常有必要的 (图 2-2-1)。
> 5. 近年的研究报道显示，胰切离后把胰体尾部朝左方脱离的同时进行切除的 RAMPS (Radical antegrade modular pancreatosplenectomy) 法能减少出血，并且也更容易根治。

图 2-2-1 切除、廓清范围

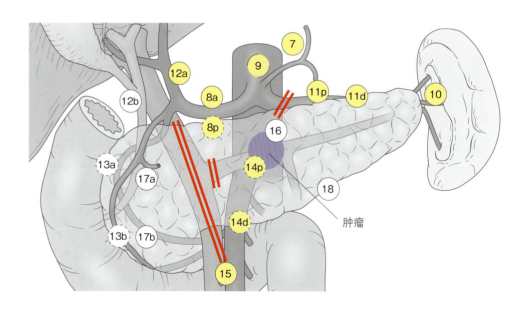

肿瘤

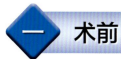

一 术前

（一）手术的选择（临床诊断）

1. 适应证

- 无远处转移的病例。
- 门静脉或肠系膜上静脉无肿瘤浸润，或者门静脉和肠系膜上静脉的肿瘤接触、浸润未满180°，不存在阻塞的病例。
- 肠系膜上动脉、腹腔动脉、肝总动脉无浸润的病例。

2. 禁忌证或需要进行术前治疗的情况

- 门静脉和肠系膜上静脉的肿瘤接触、浸润超过180°的病例，肠系膜上动脉和腹腔动脉的肿瘤接触、浸润未满180°的病例等被定义为临界可切除（Borderline resectable，BR），需要采用标准手术以上的特别术式。
- 门静脉系的肿瘤浸润超过十二指肠下缘的病例，肠系膜上动脉和腹腔动脉的肿瘤浸润超过180°的病例［不可切除（Unresectable，UR）］。

（二）体位和器械（图 2-2-2）

- 体位选择仰卧位。
- 使用牵开器展开手术视野。
- 观察肿瘤和胰腺内外。术中超声检查对胰切离线的决定起着重要作用。
- 近年，胰腺周围组织的剥离工作使用了超声波凝固切开装置和血管闭合系统，有效减少了出血量和手术时间。

图 2-2-2 体位和器械

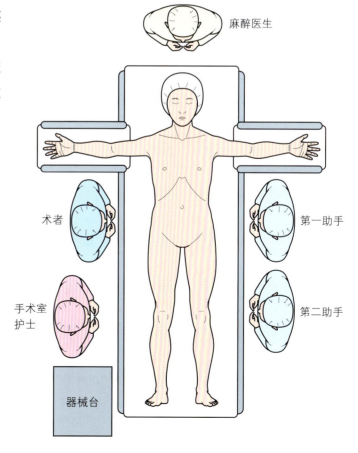

麻醉医生

术者

第一助手

手术室护士

第二助手

器械台

（三）腹壁切口（图 2-2-3）

- 开腹多采用上腹部正中切口和横切口。
- 高度肥胖的病例，以及肿瘤浸润至周围脏器导致难以确保肋骨以下的视野的情况，可以选择 L 字形切口、山形横切口、反 T 字形切口等延长切口的方式获得良好的视野。

图 2-2-3 胰空肠吻合（外层前列缝合）

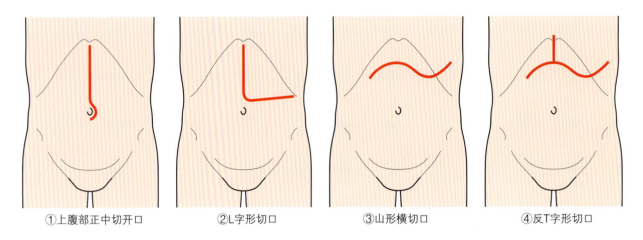

①上腹部正中切开口　　　②L 字形切口　　　③山形横切口　　　④反 T 字形切口

（四）围术期的要点

1. 术前

- 通过 CT 和 MRI 检查进行疾病性质的精查和进展度诊断。确认腹腔动脉和肠系膜上动脉无明显的浸润。
- 内镜超声检查（EUS）对周边脏器影响小，可以近距离观察病变，是非常有用的工具。
- 此外，EUS 即使是微小的病变也能检查出来，基本会进行全套检查。术前通过超声内镜引导下细针穿刺活检术（EUS-FNA）和胰液的细胞诊断，做出确定诊断。
- 作者们所在的机构会使用 3D 模拟软件做手术规划。
- 胰腺肿瘤在术后会和二次性的糖尿病并发。除此之外，术后可能会出现胰岛素分泌功能低下，需要在术前做糖耐量的评估。
- 疑似胰腺神经内分泌瘤（p-NET）的病例需要做内分泌系统的精查。还要考虑并发多发性内分泌腺肿瘤（MEN-Ⅰ、Ⅱ）的可能性。
- 脾脏合并切除的病例，为了预防脾切除术后凶险感染（OPSI），在术前给患者注射肺炎球菌疫苗。

2. 术后

- 胰瘘是胰体尾部切除手术后最需要留意的并发症。监控术后的引流管排液淀粉酶，淀粉酶偏高疑似胰瘘的情况，通过造影 CT 检查是否存在感染和引流不良区域（表 2-2-1）。
- 胰体尾部切除后的胰内分泌障碍导致的胰性糖尿病，需要以胰岛素疗法为中心进行血糖管理，同时也要注意避免发生低血糖。
- 胰外分泌障碍导致的消化吸收障碍可使用充足的营养疗法和胰消化酶补充疗法。

表 2-2-1 根据 ISGPF 国际标准胰瘘 Grading 的改订

项目	生化渗漏	术后胰瘘分级 B	术后胰瘘分级 C
排液Amy值大于等于血清Amy设施基准值上限3倍[*1]	有	有	有
3周以上的胰周围持续引流	不要	必要	必要
明显的临床变化[*2]	无	有	有
经皮的或内镜的介入	无	必须要	必须要
对出血的血管造影	不要	必须要	必须要
再次手术	无	无	必须要
感染征兆	无	虽然有这种情况,但是不会出现脏器不全	有这种情况,且出现脏器不全
脏器功能不全[*3]	无	无	有
胰瘘导致手术死亡	无	无	有

(Okada K, et al: Surgical strategy for patients with pancreatic body/tail carcinoma: who should undergo distal pancreatectomy with en-bloc celiac axis resection？ Surgery 2013; 153: 365-72. より引用改变)

ISGPF：International study group of postoperative pancreatic fistula

[*1]：临床问题胰瘘无关排液量,定义是排液淀粉酶(Amy)超过血清 Amy 设施基准值上限 3 倍,伴随着与术后胰瘘(POPF)相关的临床症状

[*2]：需要延长住院时间、ICU 管理、生长抑素类似物或高热量输液,血液制剂等治疗的病态

[*3]：呼吸、肾、心脏功能出现障碍,需要 24h 使用插管、透析、强心剂

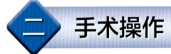

二　手术操作

（一）手术顺序的注意点

● 以下展示标准的手术顺序（按照RAMPS法）。

● 首先通过腹腔镜检查或小开腹手术观察小肠系膜和黏液囊内，确认无播种结节后扩大开腹切口。

● 进行冲洗液细胞学检查确认有无癌细胞播种。

● 进行术中超声波检查，评估有无肝内转移和胰腺病变的进展范围。

（二）实际手术顺序

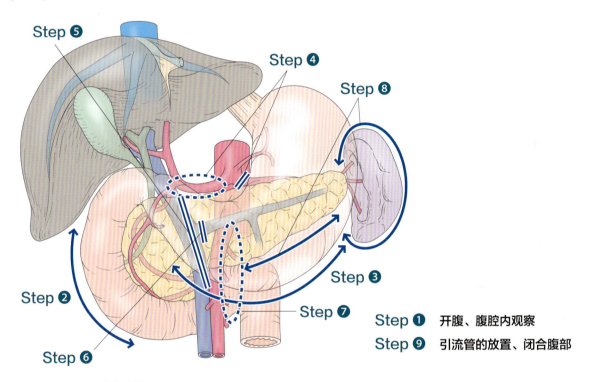

Step ❺

Step ❹

Step ❽

Step ❷

Step ❻

Step ❸

Step ❼

Step ❶　开腹、腹腔内观察

Step ❾　引流管的放置、闭合腹部

（参考）本手法廓清的淋巴结

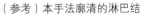

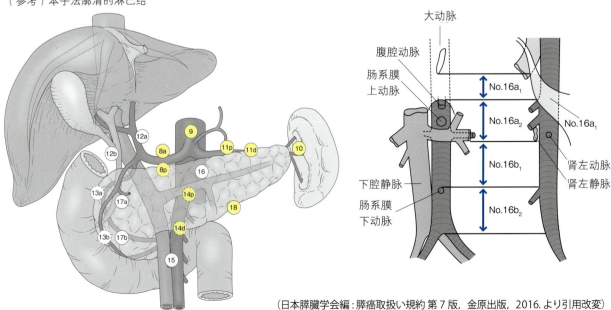

大动脉

腹腔动脉

肠系膜上动脉

下腔静脉

肠系膜下动脉

No.16a₁

No.16a₂

No.16b₁

No.16b₂

No.16a₁

肾左动脉

肾左静脉

12a

12b

9

8a

8p

11p

11d

10

16

13a

17a

14p

18

13b

17b

14d

15

（日本膵臓学会編：膵癌取扱い規約 第7版, 金原出版, 2016. より引用改変）

Focus 是通过该项可习得的手法（后有描述）

Step ❶　开腹、腹腔内观察*

Step ❷　十二指肠的松动（图 A）■◀

Step ❸　打开黏液囊*

Step ❹　肝总动脉周围淋巴结廓清，脾动脉结扎、切离（图 B）**Focus 1** ■◀

Step ❺　a. 胰脏的隧道构建　**Focus 2** ■◀
　　　　b. 胰切离（图 C）**Focus 2** ■◀

Step ❻　脾静脉切离*

Step ❼　肠系膜上动脉神经丛的廓清（图 D）**Focus 3** ■◀

Step ❽　后腹膜廓清，脾脏周围的剥离　**Focus 4** ■◀

Step ❾　引流管的放置、闭合腹部*

* : 此处为简单手法的诀窍，用（ **Knack** ）表示。

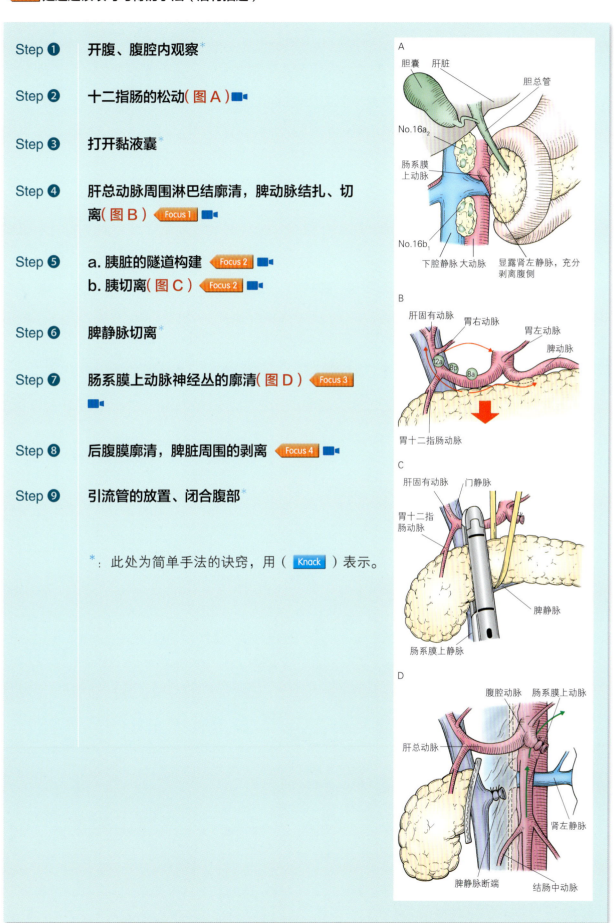

A
胆囊　肝脏
胆总管
No.16a₂
肠系膜上动脉
No.16b₁
下腔静脉　大动脉
显露肾左静脉，充分剥离腹侧

B
肝固有动脉　胃右动脉
胃左动脉
脾动脉
12a　8p　8a
胃十二指肠动脉

C
肝固有动脉　门静脉
胃十二指肠动脉
脾静脉
肠系膜上静脉

D
腹腔动脉　肠系膜上动脉
肝总动脉
肾左静脉
脾静脉断端　结肠中动脉

三 掌握手术技术

Step ❶
Knack 开腹、腹腔内观察

● 腹腔内注入生理盐水，在Douglas窝提取冲洗液做细胞检查。

● 一定要确认腹腔内有无播种结节。

● 在横膈膜左下放置纱布等道具，更好地展开手术视野。

Step ❷
Knack 十二指肠的松动

● 沿着下腔静脉和肾左静脉腹侧，对胰头十二指肠进行充分松动到腹部大动脉左侧。此时，肾左静脉暴露充分（图2-2-4，■◀ 22）。这项操作的层与后腹膜廓清的层相连。

● 松动十二指肠前先切离横结肠肝弯曲部，提前剥离到尾侧，手术视野展开会变得更容易。

● 把大动脉旁淋巴结（No.16b₁、No.16a₂）标本化。

■◀ 22

扫视频目录页
二维码

（视频时间 05：08）

图2-2-4 十二指肠松动，大动脉旁淋巴结标本化

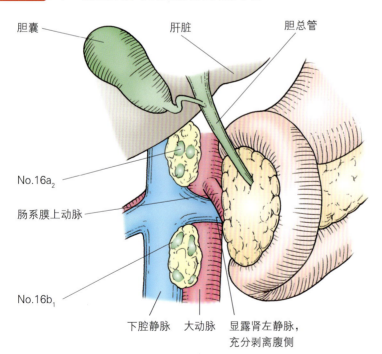

胆囊　　　肝脏　　　胆总管

No.16a₂

肠系膜上动脉

No.16b₁

下腔静脉　大动脉　显露肾左静脉，
充分剥离腹侧

Step ❸

Knack **打开黏液囊**

● 让助手把横结肠牵引到尾侧，让横结肠系膜伸展开。

● 从结肠中动静脉左侧的网膜进入黏液囊腔。

● 就这样提前切离至胃脾系膜，对后面的术野展开非常有利。

Step ❹

Focus 1 **肝总动脉周围淋巴结廓清，脾动脉结扎、切离**

（一）手术的起始点和终点

● 廓清No.8a淋巴结，结扎、切离脾动脉根部（**图2-2-5**）。

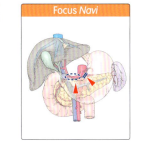

图2-2-5 胰腺上缘的淋巴结廓清和脾动脉的切离

a：肝总动脉、腹腔动脉周围淋巴结的廓清（①→②→③）
b：脾动脉的切离

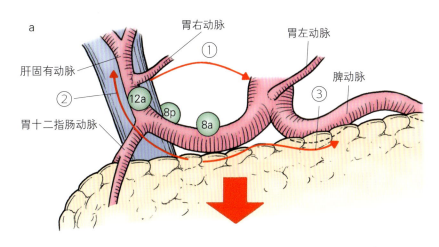

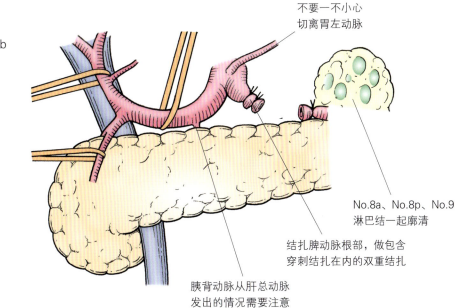

（二）手法学习

> ◉ **手法的概要**
>
> 切开胰上缘的浆膜，廓清肝总动脉周围的淋巴结、腹腔动脉周围的淋巴结，暴露脾动脉根部后结扎、切离（■◀23）。
>
> ◉ **手法学习的要点**
>
> （1）将肝总动脉头侧的横膈膜脚作为廓清的上缘，用手术电刀切开胰腺上缘浆膜（**图2-2-5a**）。
>
> （2）首先结扎肝总动脉作为第一标记，延长和右侧方向的剥离，结扎胃十二指肠动脉、肝固有动脉。接着把No.8a淋巴结一起剥离（**图2-2-5b**）。再接着，在肝固有动脉背侧能确认到的门静脉左缘的淋巴结组织（No.8p）也一起廓清（**图2-2-5a②**）。
>
> （3）一边切除神经丛，一边沿着肝总动脉外膜把廓清线延长至脾动脉根部（**图2-2-5a③**）。

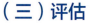

■◀23

▶（视频时间05：03）

扫视频目录页二维码

（三）评估

Q **廓清的窍门是什么？**

▶ 廓清动脉周围的神经丛时，确认动脉外膜，用Metzenbaum剪刀做锐性切离。分别结扎动脉是非常重要的。

Q **出血时的应对措施是什么？**

▶ 进入正确层之后出血较少，细的动脉损伤的情况先确认出血点，用6-0 Monofilamen缝合线做缝合止血。缝合困难的情况用局部止血剂等手段做压迫止血。此外，抓到淋巴结也会导致出血，而且止血非常困难，因此尽量不要抓淋巴结。

Q **廓清时需要注意的事情有哪些？**

▶ 肝总动脉可能会分布着胰背动脉，需要注意（参照"解剖学要点1"）有分布的情况时做结扎、切离。

Q **脾动脉如何处理？有浸润的情况如何应对？**

▶ 对于胰瘘发病后的脾动脉断端的动脉瘤形成需要做血管内栓塞治疗，因此在脾动脉根部起5mm的末梢侧，做包含穿刺结扎的双重结扎后切离。

▶ 无法做根部处理的病例适用胰体尾癌根治术联合腹腔干切除术（DP-CAR）。术前做包含超声内镜检查在内的影像学诊断是非常重要的。

【1. 胰背动脉的分叉图】

胰背动脉的起始部有多种形态。从脾动脉发出的形态有41％的概率，是最常出现的一种，然后从肝总动脉发出的形态有23％的概率。

图A 背侧胰动脉的分叉图

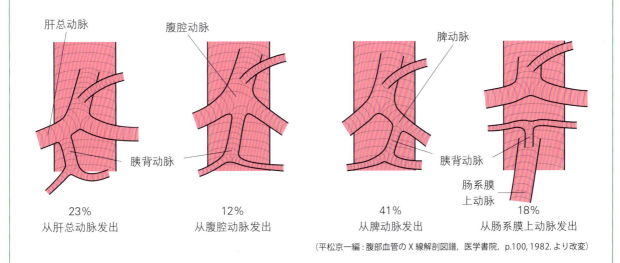

肝总动脉　　　腹腔动脉　　　　　　脾动脉

胰背动脉　　　　　　　　　胰背动脉

肠系膜
上动脉

| 23% | 12% | 41% | 18% |
| 从肝总动脉发出 | 从腹腔动脉发出 | 从脾动脉发出 | 从肠系膜上动脉发出 |

（平松京一編：腹部血管の X 線解剖図譜，医学書院，p.100，1982. より改変）

Focus 2 ▶ **a. 胰腺的隧道构建**

（一）手术的起始点和终点

- 构建胰腺的隧道，结扎胰腺（**图2-2-6**）。

图2-2-6 胰腺的隧道构建

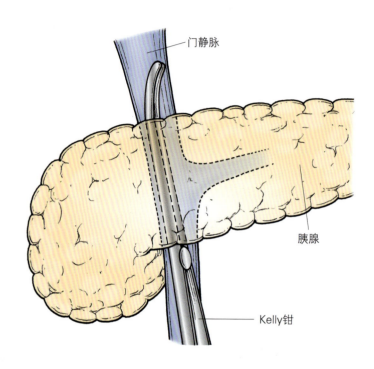

门静脉

胰腺

Kelly钳

（二）手法学习

- ◉ **手法的概要**

  打开黏液囊后，显露肠系膜上静脉。用Kelly钳在门静脉前面构建胰腺隧道然后结扎。

- ◉ **手法学习的要点**

  （1）结肠中静脉和胃结肠静脉干作为标记，在胰腺下缘确定和显露肠系膜上静脉。

  （2）门静脉系静脉的损伤多会造成大出血。细支必须结扎、切离，此处需要慎重操作。

  （3）构建胰腺隧道的时候，要注意胰背侧的门静脉的无血管区（11点至1点方向）。

（三）评估

Q 如何应对门静脉脉系静受损的情况？

▶ 为了避免发生静脉狭窄或血栓症，镊子的缝合止血非常重要。出血多由细支的拉扯引起，用5-0或 6-0 Monofilamen缝合线做Z字形缝合闭合切口。

Q 要切离的血管是什么?

▶ 胃左静脉如果阻碍到了廓清就可以切离。流入肠系膜上静脉或脾静脉的肠系膜下静脉可以做适当的结扎、切离(参照"解剖学要点2")。

Q 出现门静脉方向的浸润该如何应对?

▶ 做门静脉合并切除。此时从胰头充分剥离门静脉,在浸润部上下结扎门静脉、脾静脉、肠系膜上静脉。和切除胰头十二指肠不同,门静脉不容易靠近,因此要做3cm以上的合并切除的情况要考虑嫁接重建(肾左静脉、髂外静脉、内颈静脉)。

■ 解剖学要点

【2. 肠系膜下静脉的分布形态】

血管的异常需要在术前影像学检查中确认清楚。腹腔动脉和肠系膜上动脉发出的动脉分支为肠系膜下静脉,从十二指肠空肠曲的左侧发出直至胰腺下缘,流入肠系膜上静脉或脾静脉。

图B 肠系膜下静脉的分布形态

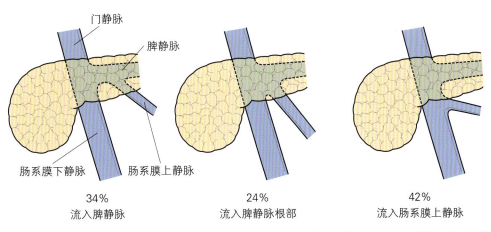

| 34% 流入脾静脉 | 24% 流入脾静脉根部 | 42% 流入肠系膜上静脉 |

(Kimura W: Surgical anatomy of the pancreas for limited resection. J Hepatobiliary Pancreat Surg 2000; 7: 473-9. より引用改变)

Focus 2　b. 胰切离

（一）手术的起始点和终点（图2-2-7）

● 切离胰腺。

图 2-2-7　胰切离

a: 用自动切割闭合器做胰切离
b: 结扎脾静脉
c: 胰切离线

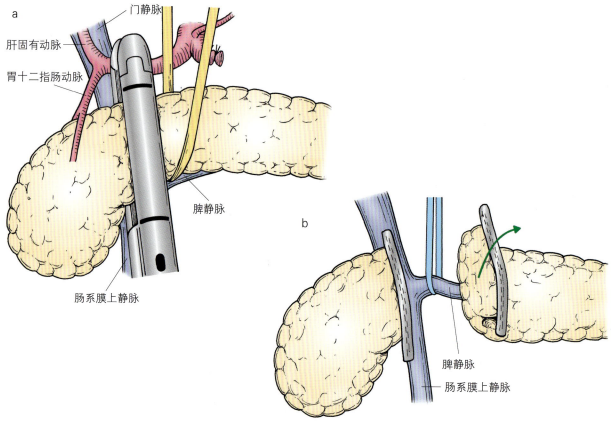

a

门静脉

肝固有动脉

胃十二指肠动脉

脾静脉

肠系膜上静脉

b

脾静脉

肠系膜上静脉

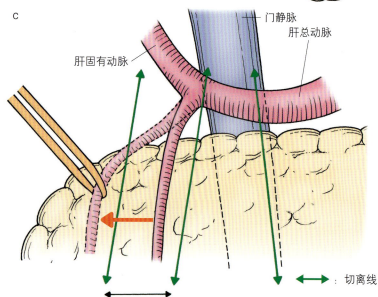

c

门静脉
肝总动脉

肝固有动脉

：切离线

牵引胃十二指肠动脉后，就能再追加切除1cm左右

（二）手法学习

> ◉ **手法概要**
>
> 　　结扎胰腺后切离。（📹24）。
>
> ◉ **手法学习要点**
>
> 　（1）作者们所在的机构用自动缝合器切离胰腺（**图2-2-7**）。虽然有
> 　　　提前用儿童用肠钳压迫的方法，胰离断的方法中不同器械使用的方
> 　　　法也多种多样（手工缝合法、订书机法、胰断端覆盖法）。
>
> 　（2）在使术中进行快速病理检查诊断切除侧的断端的良恶性。

📹24

扫视频目录页
二维码

（视频时间 04 : 16）

（三）评估

Q 应该选择什么方法？

▶ 订书机法和手工缝合法的胰瘘发生率在报道中无显著差异。

Q 胰切离操作的窍门是什么？

▶ 胰切离前，尽可能充分剥离胰头尾侧，确保有能安全进行胰切离的空间。

Q 为预防胰瘘应该注意什么？

▶ 订书机法，为了不会突然给予胰腺实质和胰腺被膜过大压力，给予胰腺组织各处的压力要均匀，用订书机慢慢夹入非常重要。

▶ 手工缝合法要清楚地确定主胰管，包含胰腺实质在内做连续穿刺结扎。

Q 肿瘤进展到门静脉前面的情况该如何应对？

▶ 胰切离断端阳性的情况，胰体尾部切除术中追加切离到胃十二指肠动脉线是可行的。这种情况，剥离门静脉前面，一边注意胃十二指肠动脉的走行，一边切离胰腺（**图2-2-7**）。此时最好用手术刀等切离，用手工缝合法进行缝合闭锁。

▶ 即使这样断端仍然为阳性的情况，把胃十二指肠动脉在胰前面剥离，一边牵引到右侧，一边进行胰腺切离，所以能确保1cm的安全区域（**图2-2-7c**）。如果再次出现断端阳性，就要考虑全胰摘除。

Step ❻

Knack 脾静脉切离

● 用自动切割闭合器切离脾静脉。

● 也有同时和胰腺实质一起切离的方法。

● 通过术前CT检查确认肠系膜下静脉的流入部。肠系膜下静脉直接流入肠系膜上静脉的病例，和脾静脉分开处理。

Step ❼

Focus 3 **肠系膜上动脉神经丛的廓清**

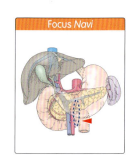

Focus *Navi*

（一）手术的起始点和终点

● 廓清从肠系膜上动脉根部头侧到腹腔动脉左侧的神经丛（**图2-2-8、图2-2-9**）。

图2-2-8 肠系膜上动脉周围的淋巴结廓清

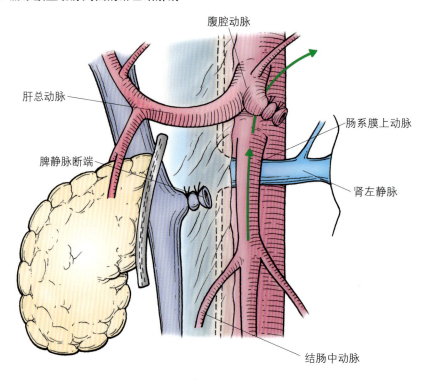

腹腔动脉
肝总动脉
脾静脉断端
肠系膜上动脉
肾左静脉
结肠中动脉

图2-2-9 肠系膜上动脉左半圈，腹腔动脉神经丛廓清后

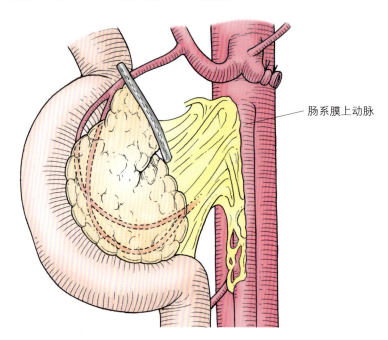

肠系膜上动脉

（齋藤明夫：後腹膜一括郭清を伴った膵体尾部切除. がん研スタイル 癌の標準手術 膵癌・胆道癌, メジカルビュー社, 2015, p80-92. より引用改変）

（二）手法学习

> ◉ **手法的概要**
>
> 　　廓清从肠系膜上动脉根部到头侧的腹腔动脉左侧的神经丛。（▇◀ ㉕）。
>
> ◉ **手法学习的要点**
>
> 　　（1）从结肠中静脉根部朝着头侧，在肠系膜上动脉前面把神经丛左右对切，在脾动脉根部进行剥离，左侧的神经丛、淋巴结靠在切除侧廓清（**图2-2-8绿色箭头**）。
>
> 　　（2）多数病例可以确认肠系膜上动脉腹侧发出流向胰腺的胰背动脉，因此在确定之后切实地结扎、切离（**图2-2-9**）。

▇◀ ㉕

扫视频目录页
二维码

（视频时间 03：58）

（三）评估

Q 神经丛旁边有癌浸润的病例应如何应对？

▶ 必须通过快速病理组织检查确认有无神经丛浸润。

■ 解剖学要点 ■

【3. 胰外神经丛的走行】

　　胰腺癌的局部进展模式中非常重要的一样就是存在神经浸润。胰腺癌沿着神经浸润的倾向非常大，因此系统性地廓清和病理学评估非常重要。

图C 胰外神经丛

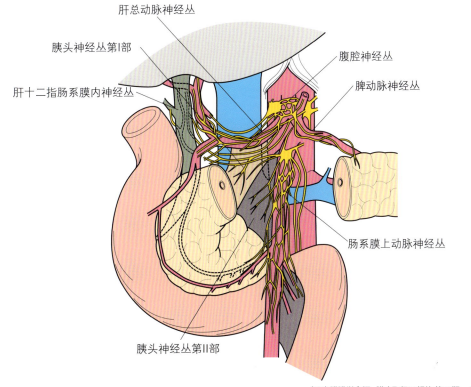

肝总动脉神经丛

胰头神经丛第Ⅰ部

肝十二指肠系膜内神经丛

腹腔神经丛

脾动脉神经丛

肠系膜上动脉神经丛

胰头神经丛第Ⅱ部

＊省略门静脉、肠系膜上静脉

（日本膵臓学会編：膵癌取扱い規約 第 7 版，金原出版，2016. より引用改変）

Step ❽

Focus 4 ▶ 后腹膜廓清，脾脏周围的剥离

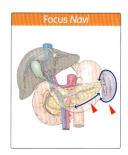
Focus *Navi*

（一）手术的起始点和终点

● 廓清后腹膜（**图2-2-10**、**图2-2-11**）。

图 2-2-10 后腹膜廓清
左右门静脉分叉点发出的数根尾状叶

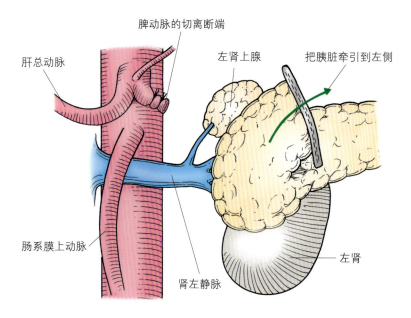

- 肝总动脉
- 脾动脉的切离断端
- 左肾上腺
- 把胰脏牵引到左侧
- 肠系膜上动脉
- 肾左静脉
- 左肾

图 2-2-11 胰体尾部切除后
左右门静脉分叉点发出的数根尾状叶

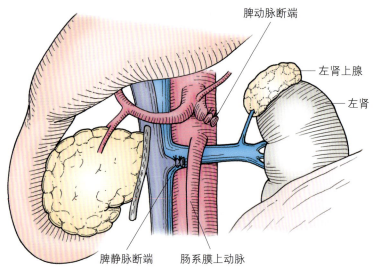

- 脾动脉断端
- 左肾上腺
- 左肾
- 脾静脉断端
- 肠系膜上动脉

（二）手法学习

◉ 手法的概要

在松动十二指肠后显露的肾左静脉层的左侧进行后腹膜的剥离（图2-2-11）。切离脾脏周围的腹膜，提取切除的标本（图2-2-11，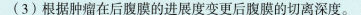📹 ㉖）。

㉖

扫视频目录页
二维码

（视频时间 04：00）

◉ 手法学习的要点

（1）提前从脾弯曲部周边剥离横结肠系膜前叶可以获得良好的手术视野。

（2）针对胰腺癌的RAMPS法，切除范围多包含Toldt胰后筋膜，以及背侧的肾筋膜（Gerota筋膜）（图2-2-12）。

（3）根据肿瘤在后腹膜的进展度变更后腹膜的切离深度。

图 2-2-12 RAMPS 法的切除范围

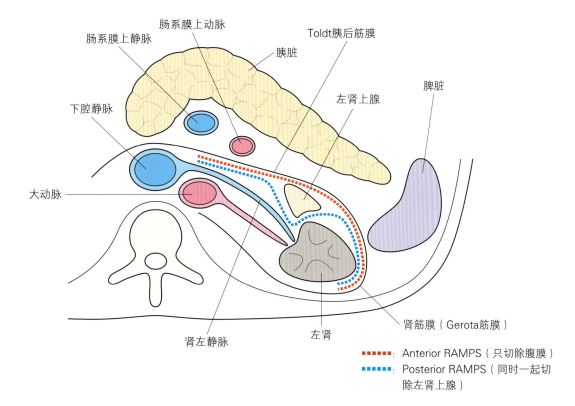

（三）评估

Q 后腹膜的切离线在哪里？

▶ 胰后方组织浸润程度较轻的情况，只切除左肾上腺的腹膜，保留左肾上腺（Anterior RAMPS）。浸润程度较高的情况把左侧腹腔神经和左肾上腺一起合并切除（Posterior RAMPS）（图2-2-13）。

Q 通过术前影像学评估确定进展度可能吗？

▶ 浸润性胰管癌的进展度判断靠影像学诊断是困难的。无法通过影像学诊断评估，最终靠病理诊断确定为胰后方浸润阳性的病例非常多。除了把R0手术视作目标，还必须要考虑全体平衡，探讨合适的切离线。

Q 低恶性度肿瘤的应对方法是什么？

▶ 这种情况多会进行腹腔镜下胰切除术，此外还会考虑Toldt胰后筋膜保留层上实施剥离的胰体尾部切除术。此时也会保留肠系膜上动脉神经丛。

Q 剥离脾脏周围的窍门是什么？

▶ 为了防止伤到脾下极附近的胃网膜左动静脉，要注意在脾脏侧处理胃脾间膜。脾脏非常容易受损出血，因此绝对不要用钳子抓取脾脏，也不要将器械刺入脾脏，牵引周围组织的力度注意不能太强。

Step ❾
`Knack` 引流管的放置，闭合腹部

● 腹腔内用3000mL生理盐水冲洗干净后，确认已经止血。
● 在胰断端放置闭锁式引流管。根据需要还可以在左横膈膜处也放置引流管。
● 放置引流管吸收胰断端排出的全部液体（**图2-2-13**）。
● 在腹部用2层缝合做闭合工作。

图2-2-13 引流管的放置，闭合腹部

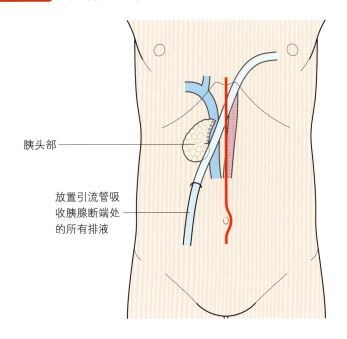

胰头部

放置引流管吸收胰腺断端处的所有排液

四 意外、排查！

● 胰瘘属于胰体尾部切除手术的意外和必须排查的问题。

胰瘘

Q 出现胰瘘的原因？

▶ 作者们所在的机构里，对胰体尾部切除时胰瘘发生的危险因子，以查明为目标进行了探讨，结论是手术时间过长、出血量过多、保留脾脏、合并切除其他脏器、胰脏切除长度过长、切离部的胰腺过厚、手术前的CPR值过高等因素都会成为临床胰瘘发生的危险因子。

Q 胰瘘的应对措施？

▶ 胰体尾部切除术后的并发症中胰瘘的发生率为10%~40%，发生率很高，也会引起术后出血、腹腔内肿瘤播散、胃排空延迟等其他的并发症，最终导致患者的住院时间延长，以及围术期死亡病例的增加。是本术式最难解决的并发症。

▶ 胰瘘的基本治疗方法是引流。有报道称放置带内镜的胰管支架非常有用。

▶ 以下术式可以预防胰瘘的发生。

1. 胰断端覆盖法

● 运用胃壁的浆膜缝补法。
● 运用空肠壁的浆膜缝补法。
● 肝圆韧带缝补法。

2. 胰断端空肠吻合法

然而，能完全预防胰瘘的手法目前还没有确立。

▶ 作者们所在的机构以预防伴随胰瘘出现的假性动脉瘤出血的重症化为目的，选择使用肝圆韧带脾动脉断端的研磨，抛光（对断端进行研磨）。

Q 肿瘤进展到门静脉前面，做追加切除时防止胰瘘的注意点是什么？

▶ 术前必须做MRCP或内镜下逆行性胰胆道造影术（ERCP），提前确认腹侧胰管（Wirsung管）和背侧胰管（Santorini管）。导致愈合不全，原因是小乳头附近的胰液引流不良，可能会引起术后难以治疗的胰瘘。此外，愈合部在靠近胰切离线的尾侧的情况也一样会导致胰瘘。

▶ 进行追加切除的时候，有必要讨论是否追加把胰断端埋入空肠等处理。

◆ 参考文献

[1] Strasberg SM: Radical antegrade modular pancreatosplenectomy. Surgery 2003; 133: 521-7.
[2] 日本膵臓学会編: 膵癌取扱い規約第7版, 金原出版, 2016.
[3] Okada K, Kawai M, Yamaue H, et al: Surgical strategy for patients with pancreatic body/tail carcinoma: who should undergo distal pancreatectomy with en-bloc celiac axis resection? Surgery 2013; 153: 365-72.
[4] 長井美奈子: 周術期合併症の予防とその対策. 臨床外科 2018; 73: 926-30.
[5] 平松京一: 腹部血管のX線解剖図譜, 医学書院, 1982.

6) 齋浦明夫: 後腹膜一括郭清を伴った膵体尾部切除. がん研スタイル　癌の標準手術　膵癌・胆道癌, メジカルビュー社, 2015, p80-92.
7) 近藤　成: 膵癌に対するradical antegrade modular pancreastosplenectomy（RAMPS）. 臨外 2018; 73: 964-8.
8) 甲斐真弘, 大内田次郎, 旭吉雅秀, ほか: 膵体尾部切除術. 臨床外科 2014; 69: 196-9.
9) 中村雅史: 膵体部癌に対する広範膵体尾部切除術（ExDP）. 膵臓 2012; 27: 663-7.

专　栏

【 没有充足的准备，就没有资格谈目标 】

这是一郎选手的名言。在比赛前做足准备，确立流程，这是取得了诸多成就的一郎先生说的话。在手术也是一样的，术前准备可以说是占了整个手术过程的八成。特别是对解剖的掌握和对手术操作的模拟，这两项极为重要。

借助 CT 画像把握解剖。在解剖学上复杂的胆肝胰领域手术，需要切离的脉管的走行自然不必说，连同需要保留的脉管的走行，以及和邻近脏器的位置关系都要在手术前就掌握清楚，对手术的畅通进行有很大的助力。最近 3D 图像解析系统开始投入使用，如此一来，便能更加立体地理解解剖。可以的话，通过解析 3D 图像加深对解剖的理解。

举个例子，胰头十二指肠切除术从 Kocher 手法开始，接着廓清肝十二指肠系膜和肠系膜上动脉右半圈，按顺序开展。这里所有的手法都是为了切除病灶，像是一级一级地登上阶梯一般谨慎地进行，最终使手术成功。手术前进行数次模拟，和助手以及老师共享情报，便能深入理解手术的顺序、程序。

养成"做好充足准备再参与手术"这样的习惯对于年轻人来说是非常重要的。

第3节 用于治疗胰尾癌的远端侧胰切除术

牧野 勇，田島秀浩，太田哲生 金沢大学大学院医薬保健学総合研究科肝胆膵・移植外科学

> ⚠️ **手术手法学习要点**
>
> 1. 先进行胰体尾部的松动，从正中侧靠近，切除的前半部分基本是支配动脉的处理和胰切离的 RAMPS（Radical antegrade modular pancreatosplenectomy）法。
> 2. 胰背面在和肾筋膜前叶做合并切除的层上进行剥离，确保应对癌症的后方进展的边缘。
> 3. 留意胰体尾部的淋巴通道，做彻底的淋巴流域廓清。

一 术前

（一）手术的选择（临床判断）

● 日本的《胰腺癌治疗规约（第7版）》中规定，胰体部和尾部的交界是大动脉左缘。肿瘤的第一位置位于靠近大动脉左缘的尾侧的胰尾癌，和胰体癌不同，引起腹腔动脉和肝总动脉浸润的概率较小，与胰体癌相比起局部进行变为无法切除的危险性较低。也就是说，如果无远处脏器转移或腹膜转移的情况，能施行根治性切除术的可能性会很高，新手外科医生务必将其当作基本手法学习透彻。

● 对胰尾癌进行本术式的话，与病例为良性疾病或低恶性度肿瘤的情况做对比，区分胰背面剥离层的差异是非常重要的。对于胰尾癌，为了防止后方剥离面出现癌暴露，需要在肾筋膜前叶的切除层进行剥离，这是一个重点（**图2-3-1**）。

（二）体位和器械（图2-3-2）

● 本手术采用仰卧位。虽然在剥离脾脏时会稍微使用一下右下方的旋转床，但基本上都让患者处于仰卧位。

（三）腹壁切口

● 切口方式基本为从剑突到肚脐为止的上腹部正中切口，不过遇到肥胖等可能会出现手术视野不良的情况可以用反T字形切口进行开腹操作（**图2-3-3**）。

图 2-3-1 胰背面的剥离层和切除范围

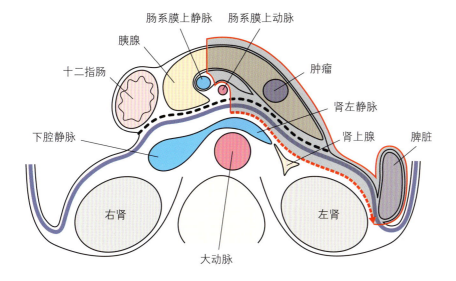

肠系膜上静脉　肠系膜上动脉

胰腺

十二指肠

肿瘤

肾左静脉

肾上腺　脾脏

下腔静脉

右肾　左肾

大动脉

- - - - - - - - - ：愈合筋膜
─────── ：肾筋膜前叶
- - - - - - - - - ：后方剥离层
▭ ：切除范围

图 2-3-2 体位和器械

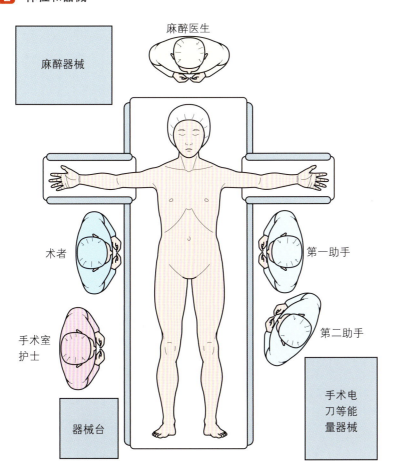

麻醉医生

麻醉器械

术者　第一助手

手术室护士　第二助手

器械台　手术电刀等能量器械

159

图 2-3-3 切开皮肤

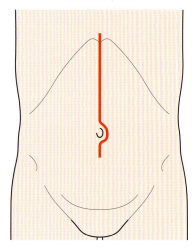
上腹部正中切口

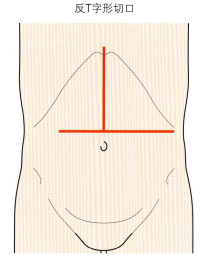
反T字形切口

（四）围术期的重点

1. 术前——术前诊断，手术计划的重点

● 其他脏器直接浸润

胰尾癌中可能会出现直接浸润导致的必须与胃或结肠、左肾上腺等器官一起做合并切除的情况，因此在术前需要把握这种可能性。

● 需要认识的脉管解剖

远端侧胰切除术中考虑切离或剥离的主要动脉有脾动脉、肝总动脉、胃左动脉、腹腔动脉、肠系膜上动脉、胰背动脉（根据不同病例也可能是结肠中副动脉）；主要的静脉有门静脉、肠系膜上静脉、脾静脉、肠系膜下静脉、胃左静脉、肾左静脉、肾左副静脉。

这些脉管的走行，以及和肿瘤的位置关系等信息通过术前的CT图像等检查方式仔细观察，借画手绘等方法掌握好（图2-3-4）。

● 术前的手术计划

通过术前的图像检查把握癌症的存在部位和进展范围，在此基础上事先决定好上述的脉管在哪个范围剥离，在哪个位置切离，这是能在不暴露癌症的条件下彻底进行R0切除的重点（图2-3-4）。周密的手术计划对根治性切除胰腺癌起着重要作用。

2. 术后——胰瘘和引流管的管理

● 远端侧胰切除术和胰头十二指肠切除术相比，手术侵袭度更低，不需要复杂的重建工作，因此主要的术后并发症基本都只有胰瘘。测定和监控培养胰切离断端旁边放置的引流管排液中的淀粉酶浓度，诊断有无出现胰瘘。

● 临床相关术后胰瘘（Clinically relevant postoperative pancreatic fistula，CR-POPF）发病时，要严格管理引流管，治愈胰瘘。

图 2-3-4 根据术前影像学诊断制作的血管解剖手绘和切离预切线

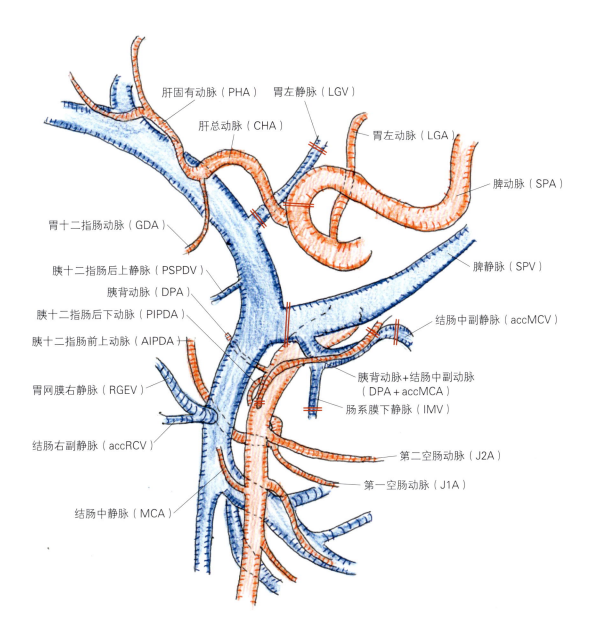

肝固有动脉（PHA）　胃左静脉（LGV）

肝总动脉（CHA）

胃左动脉（LGA）

脾动脉（SPA）

胃十二指肠动脉（GDA）

胰十二指肠后上静脉（PSPDV）

脾静脉（SPV）

胰背动脉（DPA）

胰十二指肠后下动脉（PIPDA）

结肠中副静脉（accMCV）

胰十二指肠前上动脉（AIPDA）

胰背动脉+结肠中副动脉（DPA＋accMCA）

胃网膜右静脉（RGEV）

肠系膜下静脉（IMV）

结肠右副静脉（accRCV）

第二空肠动脉（J2A）

第一空肠动脉（J1A）

结肠中静脉（MCA）

【胰背动脉的走行和癌的进展】

胰背动脉（Dorsal pancreatic artery，PDA）是流入胰腺的重要动脉之一。本动脉的起始部有脾动脉、肝总动脉、腹腔动脉、肠系膜上动脉等，虽然种类繁多但多数病例会穿过肠系膜上动脉的腹侧或脾静脉近处的背面，并在周围分出头部支和体部支。

头部支流入胰腺钩部的头侧，体部支从胰腺下缘流入胰体部形成胰下动脉（图A）。

胰体尾部癌中经常会出现癌症沿着胰背动脉的胰体部腺进展的情况（图B），对胰体尾部癌做远端侧胰切除术时，在胰背动脉的根部处理，沿着同一动脉的软部组织彻底廓清干净非常重要。

图A 胰背动脉的走行

脾动脉发出的胰背动脉　　　　　　　　从肠系膜上动脉发出的胰背动脉

胰背动脉
脾动脉
脾静脉

头部支　体部支　　　　　头部支

脾静脉
胰背动脉
体部支
肠系膜上动脉

图B 胰背动脉周围的癌进展

➡ ：胰体尾部癌的原发灶
➡ ：癌症对胰背动脉的直接浸润
➡ ：淋巴结转移

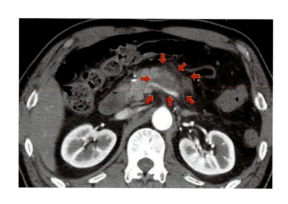

胰背动脉

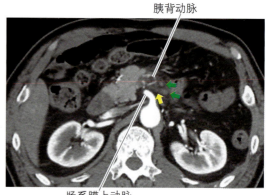

肠系膜上动脉

手术操作

（一）手术顺序的注意点

- 首先，在开腹时检查腹膜转移情况和肝转移情况，发现可疑的结节要进行快速病理检查中提交。发现有腹膜转移或肝转移的情况，原则上不适用于原发灶切除。在这两项都确认为阴性后，按计划推进手术。

- 大致流程为：①从胰腺下缘靠近，确保胰背面的剥离层；②一边廓清胰腺上缘，一边确保脾动脉根部；③胰切离；④切离脾动静脉；⑤松动胰体尾部、脾脏，提取标本。

（二）实际的手术顺序

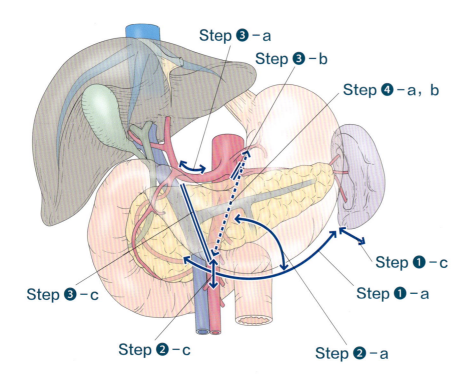

Step ❸–a
Step ❸–b
Step ❹–a，b
Step ❶–c
Step ❶–a
Step ❷–a
Step ❷–c
Step ❸–c

Step ❶–b 横结肠系膜的切离

Step ❷–b 肾筋膜前叶的切离，肾左静脉的剥离

Step ❹–c 剥离左肾上腺，切离脾横膈韧带，提取标本

Step ❺ 处理胰切离断端，放置引流管，闭合腹部

（参考）本手法廓清的淋巴结

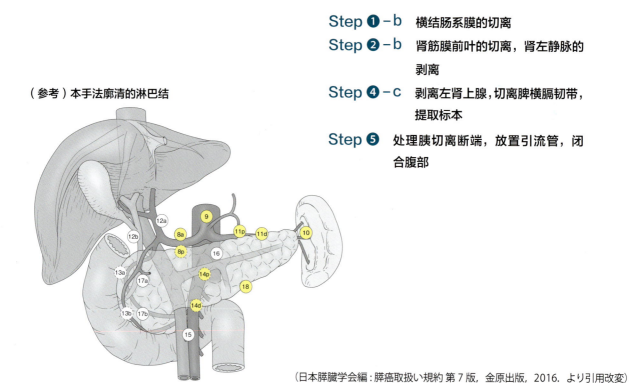

（日本膵臓学会編：膵癌取扱い規約 第7版，金原出版，2016. より引用改変）

Focus 是通过该项可习得的手法（后有描述）

Step ❶ **切除、廓清前的手术视野准备** Focus1 📹

　　a. 胃结肠系膜（网膜）的切离（**图A**）

　　b. 横结肠系膜的切离

　　c. 脾结肠系膜的切离

Step ❷ **从胰下缘靠近** Focus 2 📹

　　a. Treitz 韧带的切离

　　b. 肾筋膜前叶的切离，肾左静脉的剥离（**图B**）

　　c. 肠系膜上动脉前面的剥离

Step ❸ **从胰上缘靠近** Focus 6 📹

　　a. 肝总动脉的剥离和廓清周围

　　b. 脾动脉根部的剥离、结扎

　　c. 胰腺颈部的隧道构建，胰切离，脾静脉切离（**图C**）

Step ❹ **肠系膜上动脉、腹腔动脉周围淋巴结廓清后剥离胰后面，提取标本** Focus 4 📹

　　a. 从肠系膜上动脉周围廓清脾动脉根部

　　b. 廓清腹腔动脉左侧

　　c. 剥离左肾上腺，切离脾横膈韧带，提取标本（**图D**）

Step ❺ **处理胰切离断端，放置引流管，闭合腹部** Focus 5 📹

　　a. 处理胰切离断端，放置引流管，闭合腹部

　　b. 展开肝镰状系膜覆盖脾动脉切离断端和系膜的开放部

　　c. 放置引流管，闭合腹部

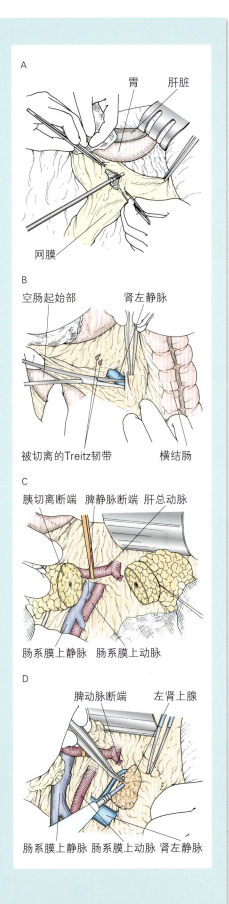

A

胃　肝脏

网膜

B

空肠起始部　　　肾左静脉

被切离的Treitz韧带　　　横结肠

C

胰切离断端　脾静脉断端　肝总动脉

肠系膜上静脉　肠系膜上动脉

D

脾动脉断端　　　左肾上腺

肠系膜上静脉　肠系膜上动脉　肾左静脉

三 掌握手术技术

Step ❶

Focus 1 ▷ 切除、廓清前的手术视野准备

（一）手术的起始点和终点

● 切离网膜，通过胰腺颈部下缘确认肠系膜上静脉。打开横结肠系膜左侧，切离
脾结肠系膜，再松动结肠脾弯曲部（**图2-3-5**）。

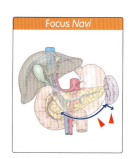

Focus *Navi*

图2-3-5 切除、廓清前的手术视野准备
a：开始图
b：结束图

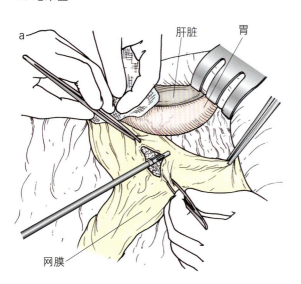

肝脏　　　胃

网膜

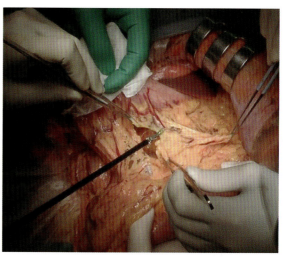

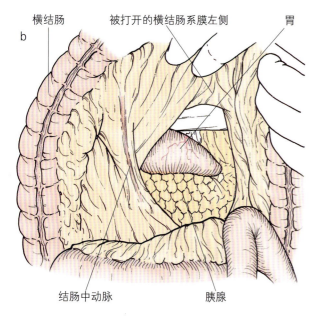

横结肠　　被打开的横结肠系膜左侧　　胃

b

结肠中动脉　　　胰腺

（二）手法学习

● 手法的概要

切离网膜，确保胰切除、廓清需要的手术视野。切开、开放靠近结肠中动静脉左侧的横结肠系膜。切离脾结肠系膜，松动结肠脾曲部。

● 手法学习的要点

（1）沿着胃网膜动静脉切离网膜的时候，左侧停留在胃脾系膜的前面。右侧沿着胃网膜右静脉充分切离，确认肠系膜上静脉在胰腺颈部下缘（**图2-3-6**）。

（2）对在胰体尾部愈合中的左侧横结肠系膜做合并切除，因此要切开、开放靠近结肠中动静脉左侧的横结肠系膜。此时，确认结肠中动静脉和横结肠边缘动静脉的走行，在不损伤它们的前提下打开结肠中动静脉左侧到脾曲部附近的区域（**图2-3-7**）。

（3）继续打开横结肠系膜左侧，在不损伤结肠边缘动静脉的前提下切离脾结肠系膜，把结肠脾曲部松动到足侧。

（三）评估

Q 网膜的切离范围是什么？

▶ 左侧的切离一直到胃脾系膜的前为止。这是因为在处理脾动静脉的时候，通常需要按顺序结扎脾动脉、脾静脉，在无论如何都需要先处理脾静脉的时候可以略微减少脾脏的淤血量。

▶ 右侧的切离沿着胃网膜右静脉的走行路线，使肠系膜上静脉能被确认到。胃网膜右静脉和结肠右副静脉以及结肠中静脉能被辨识的话，在它们的延长线上就能够大致确认肠系膜上静脉（**图2-3-6**）。

图2-3-6 切离网膜、打开黏液囊

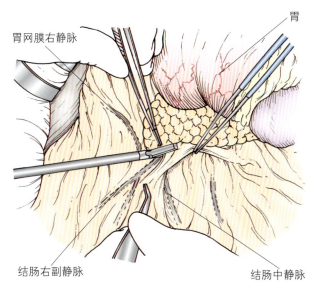

图2-3-7 左侧横结肠系膜的打开

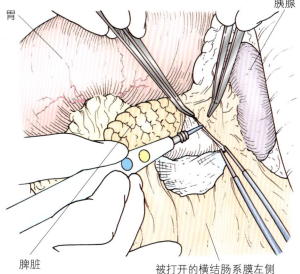

Q 合并切除横结肠系膜的目的是什么？

▶ 横结肠系膜的根部会从胰体尾部的下缘愈合在背面，因此为了确保胰体尾部背面的剥离边缘，应该合并切除横结肠系膜左侧。

▶ 胰尾癌时通常是可以保留结肠中动静脉的。结肠副中动脉从肠系膜上动脉的近处发出，结肠副中动脉穿过横结肠系膜左侧的病例也是存在的，这种情况就把这根动脉切离。

Step ❷
Focus 2 ▶ 从胰下缘靠近

（一）手术的起始点和终点

● 剥离、显露肾左静脉，确保胰背面的剥离层。在胰体部足侧辨认肠系膜上动脉，从前面尽可能地廓清左侧（**图2-3-8**）。

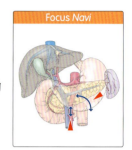
Focus Navi

图2-3-8 从胰下缘靠近
a：开始图
b：结束图

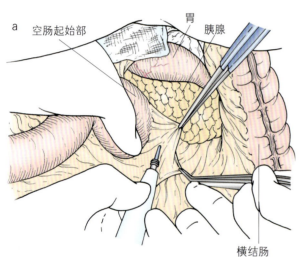

a
空肠起始部　　　胃　胰腺

横结肠

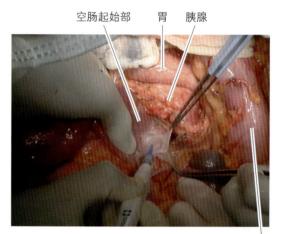

空肠起始部　胃　胰腺

横结肠

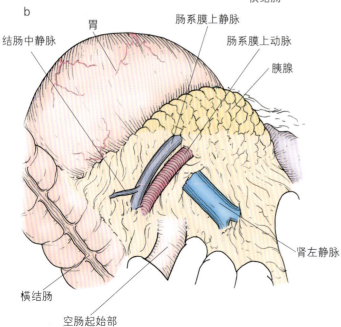

b
结肠中静脉　胃　肠系膜上静脉　肠系膜上动脉

胰腺

肾左静脉

横结肠

空肠起始部

（二）手法学习

● 手法的概要

纵向切开空肠起始部左侧的腹膜，从空肠起始部松动十二指肠第4部。切离Treitz韧带，把肠系膜上动脉的左侧缘作为目标，切开后腹膜侧的脂肪组织和筋膜，进入肾筋膜前叶的深层，确认肾左静脉（🎥27）。然后，沿着肾左静脉的走行推进肾筋膜前叶的切开操作。靠近结肠中动脉分叉点中枢侧的高度上，从肠系膜上动脉的前面往头侧方向廓清左侧的脂肪组织（🎥28）。

● 手法学习的要点

（1）本步骤中虽然会把横结肠上提到头侧，通过前置处理已经将横结肠系膜左侧打开，因此便可以和胰体尾部在同一视野里操作。

（2）纵向切开空肠起始部左侧的腹膜，从空肠起始部松动十二指肠第4部。本操作中，在空肠起始部的左侧附近可以确认纵向走行的肠系膜下静脉，在此处切离（图2-3-9）。肠系膜下静脉流入肠系膜上静脉时，通过后面的操作在肠系膜上静脉方向的流入部做再次切离。

（3）切离Treitz韧带后，便能发现走行于小肠系膜的肠系膜上动脉，将其左侧缘作为标记，切开后腹膜侧的脂肪组织和筋膜，进入肾筋膜前叶的深层，确认肾左静脉（图2-3-10）。让肾左静脉在末梢侧方向暴露，切开肾筋膜前叶，提前确认肾左副静脉的分叉点。

（4）把横结肠下降到足侧，从肠系膜上动脉的前面，把左侧的脂肪组织，在靠近结肠中动脉分叉处头侧的肠系膜上动脉神经丛保留层进行廓清操作。此时，注意不要伤到肠系膜上动脉左侧方向分布的空肠动脉。肠系膜上动脉近处，因切离了胰腺，视野变得良好，廓清停在可以展肠系膜开的部位，不要强行深入。

🎥27

扫视频目录页
二维码

（视频时间 01：07）

🎥28

扫视频目录页
二维码

（视频时间 00：54）

图 2-3-9 肠系膜下静脉的处理

图 2-3-10 肾左筋膜的剥离、露出

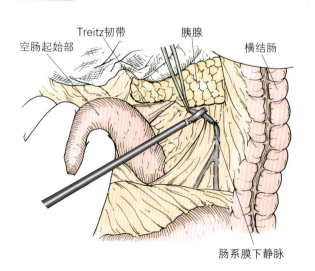

Treitz韧带　胰腺

空肠起始部　　　　　　　横结肠

肠系膜下静脉

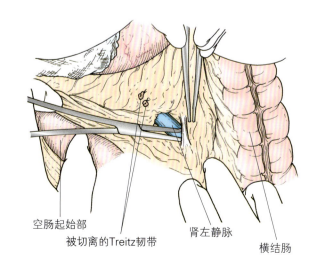

空肠起始部　　　肾左静脉

被切离的Treitz韧带　　　　横结肠

图 2-3-11 从肠系膜上动脉前面左侧进行的廓清

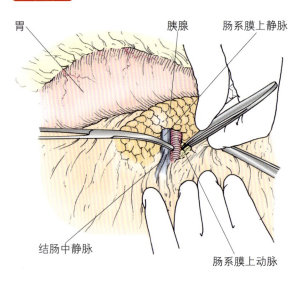

胃　　胰腺　　肠系膜上静脉

结肠中静脉　　　　　　肠系膜上动脉

（三）评估

Q 肾左筋膜露出的原因？

▶ 胰腺虽然被固定在后腹膜上，但与下腔静脉和肾脏等后腹膜脏器之间被愈合筋膜和肾筋膜前叶划分开。肾筋膜前叶是胰腺癌往后腹膜方向进展的阻隔，因此合并切除这层筋膜，换言之就是在显露肾左静脉的那一层进行剥离，这与确保胰背面边缘有很大关系。

▶ 右侧以肠系膜上动脉左侧缘为目标开始剥离，此时在左侧一直剥离到确认肾左副静脉分布的部位。这样一来，左侧就能通过后面的操作切离胰腺，通过把胰体尾部牵引到左侧获得更好的视野。

Q 肠系膜上动脉周边廓清的范围是什么（图 2-3-11）？

▶ 胰尾癌往肠系膜上动脉进展时，沿着胰背动脉的通道廓清非常重要。胰背动脉从腹腔动脉、肝总动脉、脾动脉、肠系膜上动脉的其中一根的近位侧发出的情况较多。通常在肠系膜上动脉和脾静脉近位部之间走行，分叉出头部支和体部支，体部支从胰体部下缘附近的背侧流入胰腺成为胰下动脉。这条通道主要分布着淋巴组织，可以将其纳入需要廓清的区域。

▶ 因此，肠系膜上动脉神经丛上无直接浸润的情况，保留同名神经丛，从肠系膜上动脉前面廓清包含左侧的淋巴组织在内的脂肪组织直至根部。存在癌症直接浸润的情况吋要根据进展范围合并切除同名神经丛。

Step ❸

Focus 3 从胰上缘靠近

（一）手术的起始点和终点

● 廓清肝总动脉周围的淋巴结，确定脾动脉根部，结扎。在门静脉正上位置构建胰腺颈部隧道后，在门静脉左缘切离胰腺，把切离断端进行快速病理检查。在与门静脉合流的部位切离脾静脉，然后缝合关闭（**图2-3-12**）。

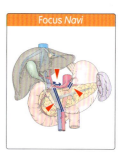

图 2-3-12 从胰上缘靠近

a：开始图
b：结束图

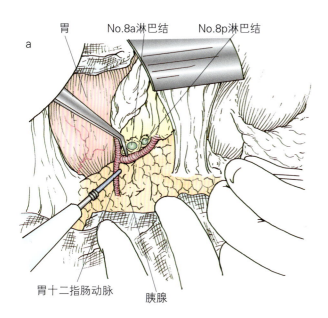

胃　　No.8a淋巴结　　No.8p淋巴结

a

胃十二指肠动脉　　胰腺

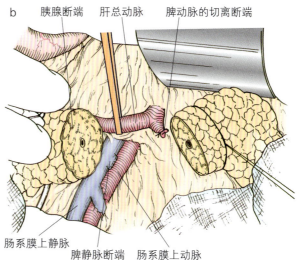

b　　胰腺断端　　肝总动脉　　脾动脉的切离断端

肠系膜上静脉　　脾静脉断端　　肠系膜上动脉

（二）手法学习

● 手法的概要

　　沿着肝总动脉廓清淋巴结的同时结扎动脉。追踪到肝总动脉的根部，确定脾动脉后结扎，在根部结扎阻断血流。然后，在胰腺上缘确定门静脉，从事先确定好的肠系膜上静脉朝着门静脉进行胰腺颈部背侧的剥离、隧道构建。然后进行胰腺的驱血，在门静脉左缘做胰切离（📹◀ ㉙）。

● 手法学习的要点

　　（1）横结肠下降到足侧，胃上提到头侧，用纱布轻柔地压排胰腺足侧，确保视野，注意不要压到肿瘤部位。

　　（2）把胃上提到头侧的时候，把幽门部的粘连充分剥离，了解胃十二指肠动脉的走行。肝总动脉周围的廓清从胃十二指肠动脉分叉点开始，往中枢侧方向推进。此时，一边显露肝总动脉，一边廓清，不过淋巴结和胰腺上缘之间的剥离要控制在最小限度。胰尾癌通常不会引起肝总动脉神经丛方向的浸润，因此在保留神经丛的剥离层上结扎，廓清淋巴结（图2-3-13）。

　　（3）肝总动脉周围的廓清直至根部，确认胃左静脉和脾动脉的根部。通常会在这个操作过程中结扎、切离胃左静脉。

　　（4）确认脾动脉根部后，进入切除神经丛的剥离层，显露脾动脉外膜的同时结扎（图2-3-14）。

　　（5）把肝总动脉的结扎带牵引到头侧，这样胃十二指肠动脉分叉点附近的背侧上就能看到门静脉（图2-3-15）。从胰腺下缘剥离的肠系膜上静脉的前面朝着门静脉前面进行剥离，在门静脉前面结扎胰腺颈部（图2-3-16）。

　　（6）胰切离的时候，在切除侧做穿刺结扎，保留侧用Nelaton导管驱血，在门静脉左缘用手术刀切离胰腺（图2-3-17）。切离断端进行快速病理检查。

　　（7）切离胰腺后就能确认脾静脉和门静脉的合流部位，用血管钳阻断后切离，门静脉侧用Monofilamen不可吸收缝线做连续缝合，闭锁切口。切除侧做穿刺结扎。

㉙

扫视频目录页
二维码

（视频时间 02 : 34）

图2-3-13 肝总动脉周围淋巴结廓清

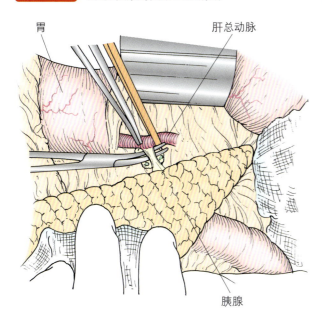

胃　　　肝总动脉

胰腺

图2-3-14 脾动脉根部的结扎

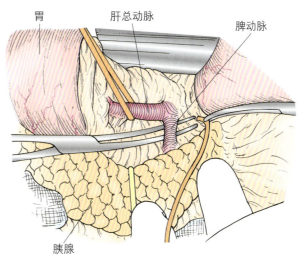

胃　　肝总动脉　　脾动脉

胰腺

图2-3-15 门静脉的确定、剥离

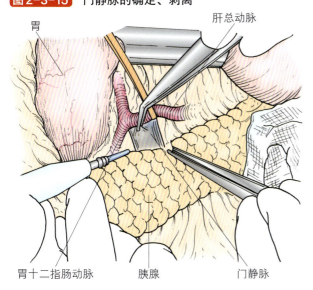

胃　　　肝总动脉

胃十二指肠动脉　　胰腺　　门静脉

图2-3-16 门静脉前面的胰腺颈部隧道的构建

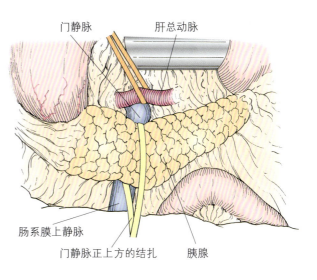

门静脉　　肝总动脉

肠系膜上静脉

门静脉正上方的结扎　　胰腺

图2-3-17 胰切离

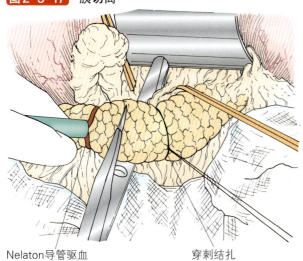

Nelaton导管驱血　　穿刺结扎

（三）评估

Q 胰上缘廓清时的手术视野展开的窍门是什么？

▶ 廓清胰上缘时，胃在头侧，横结肠在足侧展开，但是也必须充分剥离胃的幽门部和胰体头部，直至确认到胃十二指肠动脉根部。

▶ 此外，肝总动脉根部附近会隐藏到胰体部背侧，因此助理的视野展开工作就至关重要。不要把胰体部全体往背侧方向压迫，而是要压迫胰体部的下缘附近，通过扭转胰腺让胰腺上缘附近的手术视野变浅。此时注意不要直接压到肿瘤部位（**图2-3-13**）。

Q 在胰腺颈部对门静脉前面做隧道构建时不出血的要点是什么？

▶ 从胃十二指肠动脉根部附近剥离肝总动脉，正下方能确认门静脉的存在。从胰腺下缘剥离的肠系膜上静脉和胰上缘处剥离门静脉的剥离层不同，或是剥离范围深入胰腺实质一边的话，会引起出血。上下都在露出血管外膜的层（能确认Vasa vasorum的层）进行剥离的话，就不能造成出血，轻松地构建隧道。

Q 处理脾动脉时的难点是什么？

▶ 胰尾癌中肿瘤和脾动脉根部之间距离不长的情况较多，直接确认脾动脉然后剥离的话，有可能会切入肿瘤。因此，一定要从肝总动脉的末梢侧开始剥离，到达脾动脉起始部后，此处只能做结扎，最小限度地剥离，这点至关重要。

▶ 切离脾动脉，之后进行胰切离，从肠系膜上动脉前面的剥离完成后再做切离方能安全地实施。

Step ❹

Focus 4 肠系膜上动脉、腹腔动脉周围淋巴结廓清后剥离胰后面，提取标本

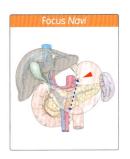

（一）手术的起始点和终点

● 结束肠系膜上动脉周围的廓清，在根部结扎、切离脾动脉。完全显露左肾上腺的同时把胰体尾侧背侧剥离至脾门部，切离脾横膈韧带，提取标本（**图2-3-18**）。

图 2-3-18 肠系膜上动脉、腹腔动脉周围淋巴结廓清后剥离胰后面
a：开始图
b：结束图

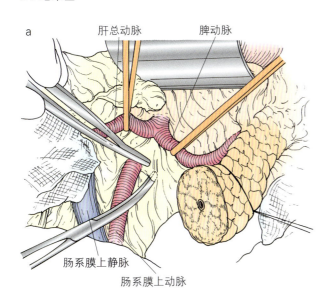

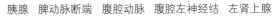

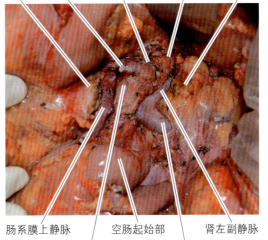

第 2 章 胰腺

第 3 节 用于治疗胰尾癌的远端侧胰切除术

175

（二）手法学习

◉ 手法的概要

Focus 3 从胰下缘剥离的层往下，从肠系膜上动脉前面廓清左侧直至肠系膜上动脉根部。进行脾动脉周围的剥离时，在脾动脉根部追加穿刺结扎后切离。进行腹腔动脉左侧的廓清后，把胰体部牵引到左侧，一边显露左肾上腺，一边把胰背面剥离到脾门部。之后，切离脾横膈韧带，提取标本（■◀30）。

▶◀30

扫视频目录页
二维码

（视频时间03：04）

◉ 手法学习的要点

（1）切离脾静脉后，便能在其背侧确认肠系膜上动脉。因此，通过前面的操作和胰上缘上剥离的层相连，一边保留肠系膜上动脉神经丛，一边从前面廓清左侧的包含淋巴组织的脂肪组织，直至肠系膜上动脉根部（图2-3-19）。

（2）肠系膜上动脉周围廓清到达根部附近后，前面只做了结扎的脾动脉根部的可动性增加，因此对脾动脉追加穿刺结扎后切离（图2-3-20）。

（3）切离脾动脉后为了左侧深部的视野更好，因此一边显露腹腔动脉左侧，一边廓清到腹腔动脉根部（图2-3-21）。

（4）在这个阶段，前半没有切离的残留下来的胃脾系膜需要切离，把胃进一步往头侧、右侧展开，一边往左侧、腹侧牵引胰体，一边将其和左肾上腺剥离。要合并切除肾筋膜前叶，因此，在完全显露左肾上腺实质层上切离至关重要。在这层剥离到脾门部（图2-3-22）。

（5）剥离进行到脾门部后，胰体尾部、脾脏变为只与脾横膈膜韧带结合的状态，因此从脾上极、下极侧将其切离，提取标本。

（三）评估

Q 从肠系膜上动脉廓清腹腔动脉周围的标记是什么？

▶ 无肿瘤的直接浸润的病例在廓清淋巴流域时，肠系膜上动脉周围切离Treitz韧带，确认肠系膜上动脉的左侧壁后，保留空肠支，从靠近结肠中动脉的中枢侧前面开始廓清左侧，直至根部。从肠系膜上动脉的左侧把肾左静脉腹侧的脂肪组织全部切除。

▶ 显露腹腔动脉的左侧壁，大动脉左侧壁和左肾上腺的右缘之间存在的腹腔左神经结廓清到能用肉眼确认为止（图2-3-18b）。

Q 显露左肾上腺时的窍门是什么？

▶ 辨别左肾上腺和周围的脂肪组织有时会很难，特别是内脏脂肪较多的病例，确认剥离层会很困难。这时，在显露左肾上腺前先切离胃脾系膜，通过把胃展开到头侧、右侧，改善左肾上腺头侧的视野。

▶ 这之后，沿着和肾左静脉合流的肾左副静脉的走行剥离的话，一定会到达左肾上腺实质，因此需要确认左肾上腺实质，将其作为立足点慎重剥离。通过在显露左肾上腺层进行剥离，胃筋膜前叶在附着在胰体尾部的状态下被切除。

图2-3-19 肠系膜上动脉周围的廓清

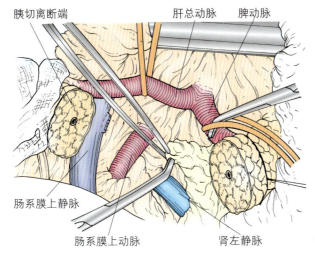

胰切离断端　　肝总动脉　　脾动脉

肠系膜上静脉

肠系膜上动脉　　　肾左静脉

图2-3-20 脾动脉的追加结扎、切离

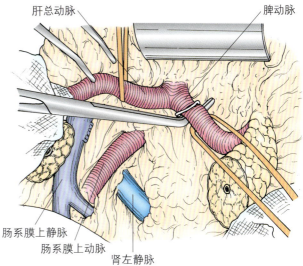

肝总动脉　　　　　　脾动脉

肠系膜上静脉

肠系膜上动脉

肾左静脉

图2-3-21 腹腔动脉左侧的廓清

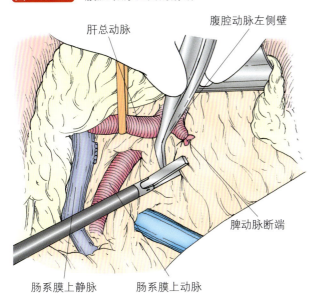

肝总动脉　　　　腹腔动脉左侧壁

脾动脉断端

肠系膜上静脉　　肠系膜上动脉

图2-3-22 左肾上腺的显露

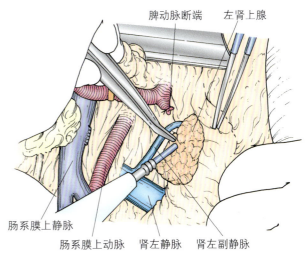

脾动脉断端　　左肾上腺

肠系膜上静脉

肠系膜上动脉　肾左静脉　肾左副静脉

Step ➎
Focus 5 处理胰切离断端，放置引流管，闭合腹部

（一）手术的起始点和终点

● 处理胰切离断端，用肝镰状系膜覆盖脾动脉切离断端，再适当地放置引流管，闭合腹部（**图2-3-23**）。

（二）手法学习

> ◉ **手法的概要**
>
> 　　闭锁胰切离断端，冲洗腹腔，确认内部已经止血。展开肝镰状系膜，覆盖脾动脉切离断端和横结肠系膜的开放部。之后在胰切离断端和左横膈膜的下方各留置一根引流管后关闭腹部。
>
> ◉ **手法学习的要点**
>
> 　　（1）作者们所在的机构在胰切离的时候使用手术刀而不是自动切割闭合器。因此便能在快速病理检查中对胰切离断端做出正确的评估。切离断端的处理方法为，首先用6-0 Monofilamen可吸收缝线做Z字形缝合，在正确的位置止血。然后，用生理盐水滴下Bipolar灼烧胰切离面的胰腺实质。主胰管的处理为，用6-0 Monofilamen可吸收缝线只在主胰管上穿入2~3针作为支撑线，一边牵引主胰管，一边将其和周围的胰腺实质剥离，再用5-0 Monofilamen不可吸收缝线结扎。牵引用的线也要结扎（**图2-3-24**）。
>
> 　　（2）术后从胰切离断端露出的胰腺液时，在不显露脾动脉切离断端的前提下展开肝镰状系膜，通过网膜覆盖脾动脉切离断端。然后，对打开的横结肠系膜的缺损部做闭锁缝合（**图2-3-23**）。
>
> 　　（3）胰切离断端的引流管对术后胰瘘管理至关重要。从正中或右侧的上腹部，让引流管通过胰腺颈部下缘的肠系膜上静脉前面，前端留在胰切离断端部位。

图2-3-23 展开肝镰状系膜覆盖脾动脉切离断端

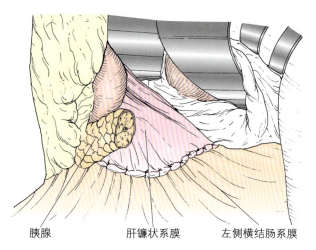

胰腺　　肝镰状系膜

左侧横结肠系膜

胰腺　　　　　肝镰状系膜　　　　左侧横结肠系膜

图 2-3-24 主胰管的结扎

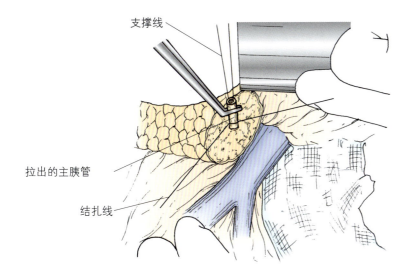

支撑线

拉出的主胰管

结扎线

（三）评估

Q 用了肝镰状韧带覆盖脾动脉的理由是什么？

▶ 远端胰侧切除术中最常出现的术后并发症是胰瘘，死亡率最高的并发症是术后出血。

▶ 远端胰侧切除术中，从胰切离断面漏出的胰腺液会显露在脾动脉断端，会在脾动脉断端形成假性动脉瘤，有引起术后出血的危险。因此。通过覆盖肝镰状韧带，防止脾动脉切离断端的漏出胰腺液的暴露。此外，这项处理可以避免放置在胰切离断端的导管前端直接压迫脾动脉切离断端，需要更换引流管的时候血管损伤的风险也比较低。

术中出血

Q 术中出血的多发部位在哪里？出血原因和出血时的应对方法是什么？

▶ 下面列出的是本术式中容易引起出血的部位：

（1）切离网膜时的脾被膜损伤。

（2）在胰下缘剥离肠系膜上静脉时的静脉损伤。

（3）廓清胰上缘时胃左静脉损伤和淋巴结出血。

（4）胰切离时切离面的动脉出血。

以下详细解说。

1. 切离网膜时的脾被膜损伤

● 原因：切离网膜或切离脾结肠系膜时过度牵引脾被膜，很容易造成脾被膜受损出血。

● 预防方法：切离网膜时，在脾脏背侧插入带柄的纱布等器具，提前把脾脏上提到腹侧。脾表面粘连着网膜等组织时，在早期阶段将其切离，注意不要对脾被膜施加过大的压力。

● 出血时的对策：首先，彻底完成上述处理，在不引起新的出血的条件下调整手术视野。用手术电刀的软凝固模式对出血点做凝固止血处理。无法完全止血时，用薄片止血药、止血片等贴敷，用纱布等压迫，控制住出血后，再转到别的术野处理。

2. 在胰下缘剥离肠系膜上静脉时的静脉损伤

● 原因：胰腺颈部下缘主要的静脉有胃网膜右静脉、胰十二指肠前上静脉、结肠右副静脉、结肠中静脉等，除了这些静脉之外，胰头部和体部的细径静脉，合流至肠系膜上静脉和脾静脉的近位侧。如果不小心伤到这些静脉，就会引起出血。

● 预防方法：虽然是通过把胃展开到头侧，结肠展开到足侧的方式形成手术视野，开始剥离肠系膜上静脉后，前面所说的静脉周围的支持组织就会减少，过度牵引很容易导致静脉受损，因此需要多加注意。

● 出血时的对策：精准点出血的话，用镊子抓住出血部位止血后，剥离周围做结扎或缝合处理。无法判明出血点时，用左手包住出血部位的背侧，不要从腹侧压迫，从背侧往腹侧方向上提，控制出血。

3. 廓清胰上缘时胃左静脉损伤和淋巴结出血

● 原因：在手术视野不佳的情况下廓清胰上缘的话，可能会无法辨识胃左静脉，引起意外出血。此外，也有流入No.8a淋巴结细径的静脉出血，淋巴结被膜损伤导致淋巴结出血等情况。

● 预防方法：充分展开胰上缘，确保良好的手术视野是最重要的，负责展开手术视野的助手担负重任。此外，术前提前了解胃左静脉的走行和需要处理的部位也非常重要。

● 出血时的对策：胃左静脉受损时，由于是比较急速的出血，手术视野会变差。术野难以确保时，把左手从Winslow孔插入把胰头上缘附近上提到腹侧，可以试试这个方法。出血部位在胰头背面，这个方法也难以止血时，一边压迫出血部位，一边进行Kocher手法，在胰头背侧旋转左手，控制出血。门静脉系静脉大出血时，左手插入出血部位的背侧，通过把出血的脏器往腹侧方向上提来控制出血，这个方法很常用。

4. 胰切离时切离面的动脉出血

● 原因：通常，胰切离面的上缘附近和下缘附近有使胰腺实质逆流的动脉在走行，因此胰切离时必须进行止血处理。作者们所在的机构，保留侧用Tetoron胶带和Nelaton导管驱血，切除侧做穿刺结扎再切离胰腺（**图2-3-17**）。胰切离线的宽度不足时，在胰切离中或胰切离后驱血发生偏离从而出血的情况也是有的。

● 预防方法：为了不让驱血发生偏离，胰切离部周围的剥离必须进行彻底。肿瘤的大小和位置等因素导致切离线没有足够距离时，在胰切离线背面插入Penrose引流管，从上下一边上提胰切离部，一边慎重地切离。

● 出血时的对策：驱血发生偏离导致出血时，首先用手压迫止血确保手术视野。确认血管断端后，存在能结扎的血管茎的话，用止血钳抓住做结扎。没有充足的血管茎时，用6-0 Monofilament可吸收缝合线做Z字形缝合止血。

◆ 参考文献

［1］ Kitagawa H, Tajima H, Ohta T, et al: A modification of radical antegrade modular pancreatosplenectomy for adenocarcinoma of the left pancreas: Significance of en bloc resection including the anterior renal fascia. World J Surg 2014; 38: 2448‑2454.
［2］ 日本胰脏学会编著: 胰腺癌治疗规约 第7版 金原出版 2016.
［3］ Kitagawa H, Ohta T, Tani T, et al: Nonclosure technique with saline‑coupled bipolar electrocautery in management of the cut surface after distal pancreatectomy. J Hepatobiliary Pancreat Surg 2008; 15: 377‑383.
［4］ Makino I, Kitagawa H, Ohta T, et al: The management of a remnant pancreatic stump for preventing the development of postoperative pancreatic fistulas after distal pancreatectomy: current evidence and our strategy. Surg Today 2013; 43: 595‑602.

【远端胰侧切除术的术后胰瘘】

　　远端胰侧切除术中最重要的术后并发症就是胰瘘。此前，为了减少胰瘘，可采用如下方法胰切离断端的闭锁法（手工缝合法、订书机法、非闭锁法等）、胰切离法［手术刀、手术电刀、Bipolar Zizers、超声波切开凝固装置、超声波外科吸引装置（CUSA tm）、Soft 凝固等器械］，胰断端消化管吻合以及浆膜层 Patch 的附加，Fibrin 糊或肝镰状系膜等的补强，胰管支架放置，生长抑素类似物制剂的使用等，经历了各种各样的尝试，但目前还没有决定性的优良成果，现阶段还没有确立最好的方法。即使对癌症实现完美的根治性切除，术后的胰瘘无法控制的话，就不能说是完善的治疗。胰瘘治疗的高难度会增加患者的痛苦，延长住院时间，延迟术后补助化学疗法，除此之外，有报道称胰瘘本身也是再次发病的风险因子，对患者有巨大的负面作用。对于胰脏外科医生来说，胰瘘的控制是最大的课题，期待之后的外科医生能确立无胰瘘的手术手法。